AF905931

KOMMODE
VERLAG

MONIKA BAUDIŠOVÁ

KINDERLOS

EINE ILLUSTRIERTE GESCHICHTE
ÜBER UNFRUCHTBARKEIT

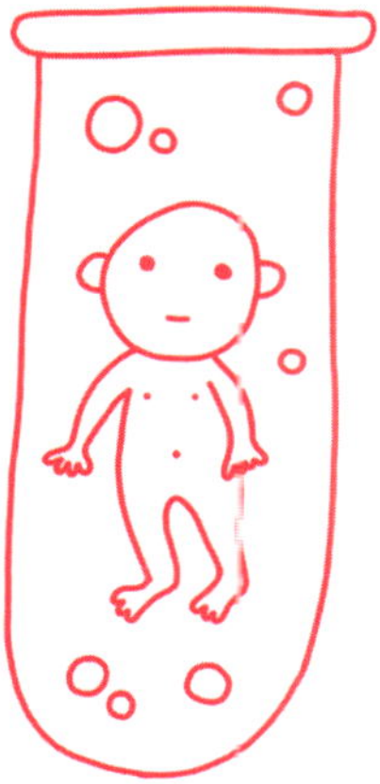

Kommode
Verlag

COPYRIGHT © MONIKA BAUDIŠOVÁ, 2020
TSCHECHISCHE AUSGABE © LABYRINT, 2020

ISBN 978-3-905574-48-7

KOMMODE VERLAG GMBH, ZÜRICH
WWW.KOMMODE-VERLAG.CH

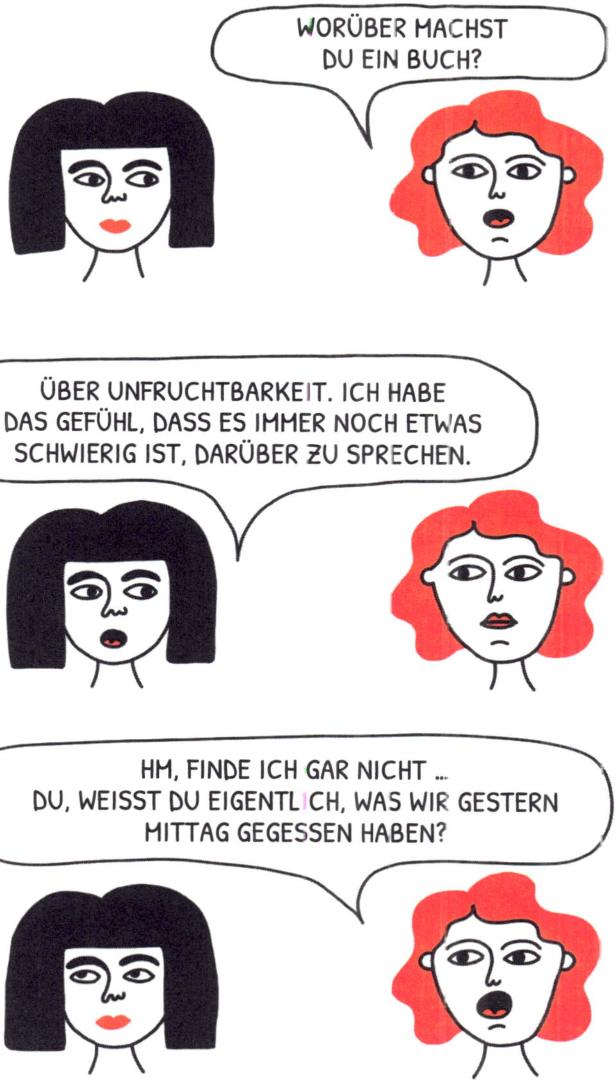
WORÜBER MACHST DU EIN BUCH?
ÜBER UNFRUCHTBARKEIT. ICH HABE DAS GEFÜHL, DASS ES IMMER NOCH ETWAS SCHWIERIG IST, DARÜBER ZU SPRECHEN.
HM, FINDE ICH GAR NICHT … DU, WEISST DU EIGENTLICH, WAS WIR GESTERN MITTAG GEGESSEN HABEN?

IN SCHWEREN ZEITEN KANN ES HELFEN, SICH DEN FRUST VON DER SEELE ZU SCHREIBEN ODER ZU ZEICHNEN. ALS ICH IN MEINEN DREISSIGERN NACH VIELEN JAHREN VERGEBLICHER VERSUCHE, SCHWANGER ZU WERDEN, NACH EINIGEN KÜNSTLICHEN BEFRUCHTUNGEN UND FEHLGEBURTEN EINE PSYCHOTHERAPIE BEGANN, ENTSTAND DIESES BUCH DABEI SPONTAN ALS TEIL DER SELBSTHEILUNG. ICH FÜHLTE MICH MACHTLOS, EINSAM UND WAR NACH JAHRELANGER HORMONBEHANDLUNG DEPRESSIV. DIESE ILLUSTRATIONEN HALFEN MIR IN DUNKLEN MOMENTEN, MEINE GEFÜHLE AUSZUDRÜCKEN, MEINE GEDANKEN ZU ORDNEN UND MEINER WUT ÜBER DIE WELT LUFT ZU MACHEN.

VON KINDHEIT AN HÖRT MAN DIESE EINFACHE GESCHICHTE: ZWEI MENSCHEN VERLIEBEN SICH, HABEN SEX, DIE FRAU WIRD OHNE PROBLEME SCHWANGER, NACH NEUN MONATEN KOMMT EIN GESUNDES KIND ZUR WELT UND FERTIG. MAN ERWARTET NICHT, DASS MAN VON UNFRUCHTBARKEIT BETROFFEN SEIN KÖNNTE, DASS AUSGERECHNET DER EIGENE WEG ZU EINEM KIND SO LANG, SCHMERZHAFT, TEUER UND FRUSTRIEREND SEIN WÜRDE. JE MEHR ICH ABER VON UNTERSCHIEDLICHSTEN GESCHICHTEN HÖRE, DESTO MEHR KOMMT MIR DAS URSPRÜNGLICHE DREHBUCH VOLLKOMMEN ABSURD VOR. DIE WIRKLICHKEIT UNTERSCHEIDET SICH OFT SEHR DAVON, UND AKTUELL GIBT ES AUF DER WELT MEHRERE VERSCHIEDENE MÖGLICHKEITEN UND WEGE, EINE FAMILIE ZU GRÜNDEN.

ETWA JEDES FÜNFTE PAAR IST VON UNFRUCHTBARKEIT BETROFFEN. ABER ALS WIR BEGANNEN, UNS MIT DEM THEMA AUSEINANDERZUSETZEN, HATTE ICH LANGE DAS GEFÜHL, DASS WIR IN UNSEREM UMFELD DIE EINZIGEN UND EINE AUSNAHME SIND. WIR LEBEN IN EINER WELT, IN DER FOTOS VON BABYS, SCHWANGEREN

FRAUEN, AUF DEN ERSTEN BLICK GLÜCKLICHEN UND PERFEKTEN MÜTTERN UND MAKELLOSEN BEZIEHUNGEN DIE SOZIALEN NETZWERKE FÖRMLICH ÜBERFLUTEN. VIELE PAARE VERSTECKEN HINGEGEN IHREN KAMPF GEGEN UNFRUCHTBARKEIT VOR IHREM UMFELD. SIE EMPFINDEN SCHMERZ, WUT UND HOFFNUNGSLOSIGKEIT UND ENTFERNEN SICH SCHRITT FÜR SCHRITT VON DEN ANDEREN. DIE BEMÜHUNGEN, SCHWANGER ZU WERDEN, BEGINNEN ALS ETWAS SCHÖNES UND AUFREGENDES, WERDEN ABER IMMER MEHR ZUM ALBTRAUM. MAN WEISS ÜBERHAUPT NICHT, WIE MAN IN EINE SOLCHE SITUATION HINEINGERATEN IST, WANN ES ENDET, OB ES ÜBERHAUPT IRGENDWANN GELINGT. ES IST STÄNDIGE ANGST UND MACHTLOSIGKEIT.

TATSACHE IST, DASS ES UNFRUCHTBARKEIT GIBT UND DASS EIN OFFENER AUSTAUSCH DARÜBER HILFT, SIE ZU NORMALISIEREN. NUR SO FÜHLEN SICH DIEJENIGEN, DIE UNFRUCHTBARKEIT ERLEBEN, NICHT ISOLIERT UND SCHÄMEN SICH NICHT. NUR SO WIRD UNSERE GESELLSCHAFT EMPATHISCHER, SENSIBLER UND BETRACHTET EINE UNFRUCHTBARE FRAU MIT KINDERWUNSCH NICHT ALS VERZWEIFELT UND HYSTERISCH.

WIR LEBEN IN EINER LEISTUNGSORIENTIERTEN ZEIT, IN DER DIE PHILOSOPHIE GELEBT WIRD, DASS ALLES MÖGLICH IST – MAN MUSS ES NUR WOLLEN. WENN MAN SICH NUR GENUG FÜR ETWAS ANSTRENGT, DANN SCHAFFT MAN ES BESTIMMT! WENN NICHT, DANN HAT MAN SICH NICHT GENUG BEMÜHT. MIT UNFRUCHTBARKEIT FUNKTIONIERT DAS ABER SO NICHT, DENN EIN KIND IST KEIN PROJEKT. UNFRUCHTBARKEIT IST EIN GESUNDHEITLICHES PROBLEM WIE JEDES ANDERE AUCH, UND SELBST DIE MODERNE MEDIZIN IST NICHT ALLMÄCHTIG. DAFÜR IST SIE GANZ SCHÖN TEUER. WENN SICH ZWEI MENSCHEN ZUM ERSTEN MAL AUF DEN WEG IN EINE KINDERWUNSCHKLINIK MACHEN, DANN SIND SIE

VOLLER ERWARTUNGEN UND HOFFNUNG, DASS IHR PROBLEM ENDLICH IRGENDWIE GELÖST WERDEN KANN. STATTDESSEN GERATEN SIE ABER IMMER MEHR IN EIN ZERMÜRBENDES KARUSSELL MEDIZINISCHER EINGRIFFE. MIT DEM GEDANKEN »NOCH EIN VERSUCH, WIR KÖNNEN JETZT NICHT AUFGEBEN. WAS, WENN ES DAS NÄCHSTE MAL WIRKLICH KLAPPT« KÖNNEN SIE FÜR EINE ZIEMLICH LANGE ZEIT IN DIE FÄNGE VON FRUCHTBARKEITSKLINIKEN GERATEN, GETRIEBEN VON EINEM GEFÜHL DES SELBSTBETRUGS. IN IHREM LEBEN ÄNDERT SICH EINFACH ALLES: BEZIEHUNG, SEX, FINANZEN, TRÄUME, PLÄNE UND FREUNDSCHAFTEN.

OFT HELFEN NICHT EINMAL DIE ENGSTEN VERTRAUTEN. MANCHE HABEN ANGST, DARÜBER ZU SPRECHEN, ANDERE WISSEN NICHT, WAS SIE SAGEN SOLLEN, UND IHRE WORTE, WENN AUCH IM KERN GUT GEMEINT, VERURSACHEN AM ENDE NOCH MEHR SCHMERZ UND ENTFREMDUNG. BESONDERS WENN MAN SELBST EINE ACHTERBAHN DER GEFÜHLE DURCHLEBT UND OFT SELBST NICHT WEISS, WAS MAN EIGENTLICH VON DEN ANDEREN WILL ODER BRAUCHT. DIE KOMMUNIKATION MIT DEN MENSCHEN, DIE EINEM NAHESTEHEN, WAR AUCH FÜR MICH EINER DER SCHWERSTEN ASPEKTE VON UNFRUCHTBARKEIT – UND IST ES NOCH IMMER. UND EIN PATENTREZEPT, UM AUF BEIDEN SEITEN HARMONIE ZU FINDEN, SUCHE ICH BIS HEUTE. TROTZDEM IST NIEMAND VOR UNGEBETENEN RATSCHLÄGEN UND KOMMENTAREN SICHER. WENN MAN ABER ÜBER UNFRUCHTBARKEIT SPRECHEN WÜRDE UND DIE LEUTE MEHR INFORMATIONEN HÄTTEN, WÜRDE DIES BESTIMMT HELFEN.

ES GIBT UNZÄHLIGE VERSCHIEDENE GESCHICHTEN ÜBER UNFRUCHTBARKEIT. SIE LASSEN SICH NICHT VERALLGEMEINERN. UND DOCH HABEN SIE EINIGE GEMEINSAMKEITEN. DAS HIER IST UNSERE GESCHICHTE, DIE SICH SICHER VON EURER UNTERSCHEIDET. ABER

DEN SCHMERZ EMPFINDEN WIR WAHRSCHEINLICH BEIDE. DIESES BUCH IST FÜR MICH EINE SEHR PERSÖNLICHE ANGELEGENHEIT, ABER ICH MÖCHTE SIE MIT EUCH TEILEN, DAMIT IHR EUCH NICHT ALLEINE FÜHLT. DAMIT IHR WISST, DASS DAS, WAS IHR ERLEBT, NORMAL IST, UND DAMIT IHR KEINE ANGST HABT, DARÜBER ZU SPRECHEN. ES GIBT VIELE WEGE, EINE FAMILIE ZU GRÜNDEN, UND ES IST EIN LANGER PROZESS. IRGENDWIE WIRD ES SCHON. IHR MÜSST EUCH NICHT STÄNDIG DARUM BEMÜHEN, PERFEKT ZU SEIN. IHR MÜSST NICHT SO TUN, ALS OB ALLES IN ORDNUNG WÄRE UND ES EUCH BLENDEND GEHT, SELBST WENN DAS NICHT SO IST. IHR MÜSST EUCH NICHT DAFÜR SCHÄMEN, DASS IHR KEINE KINDER BEKOMMEN KÖNNT. IHR SEID DAMIT NICHT ALLEINE.

M.B.

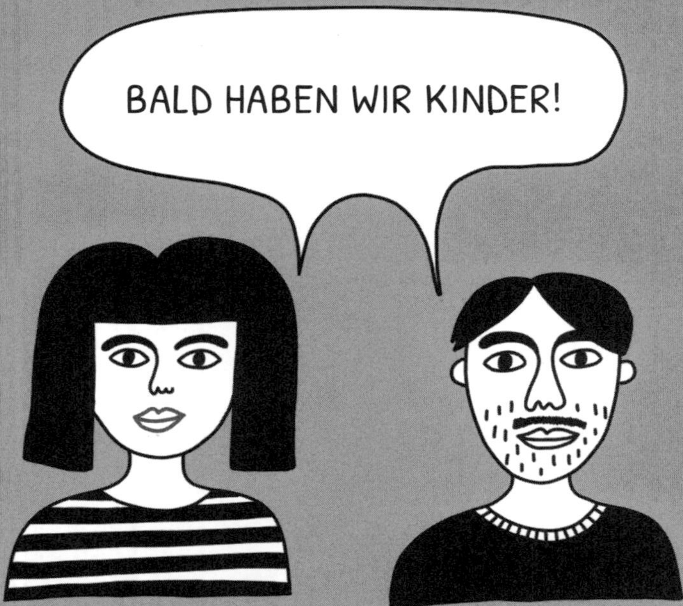
BALD HABEN WIR KINDER!

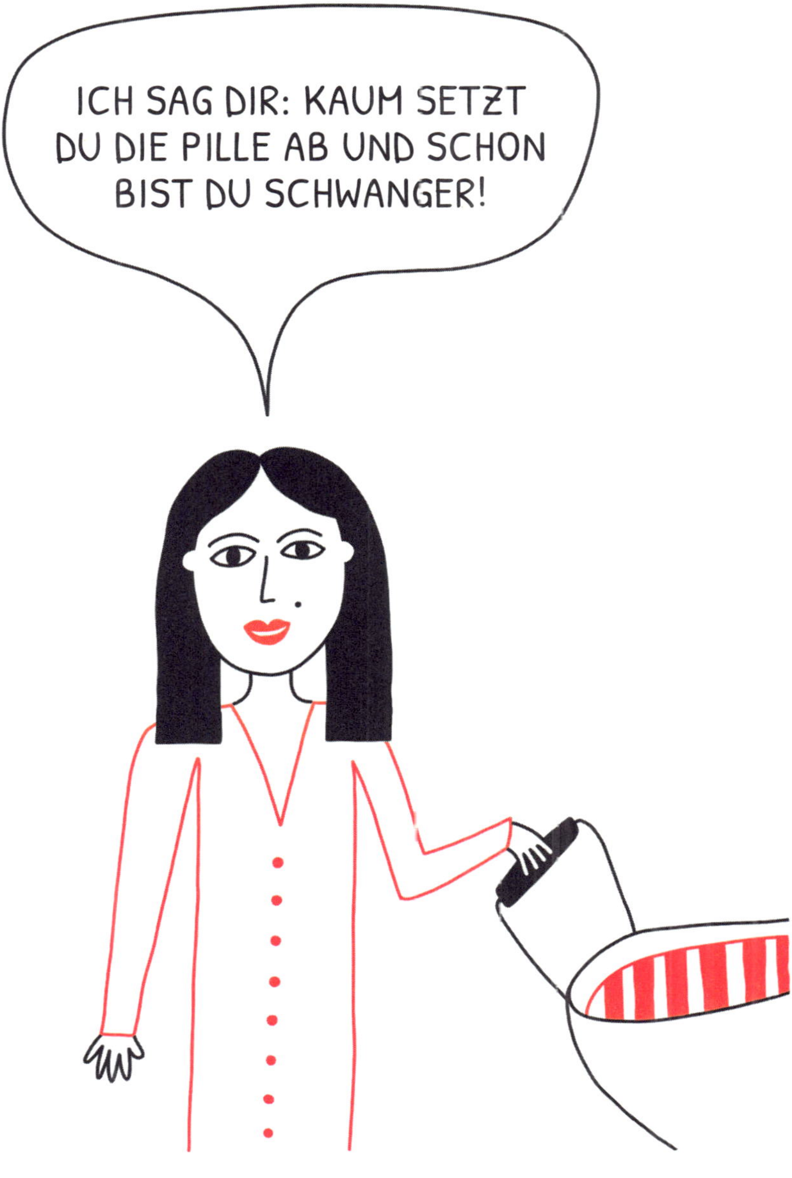
ICH SAG DIR: KAUM SETZT DU DIE PILLE AB UND SCHON BIST DU SCHWANGER!

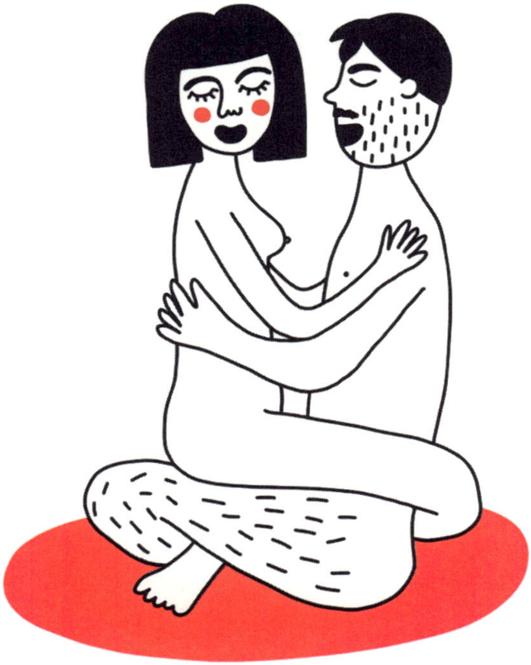

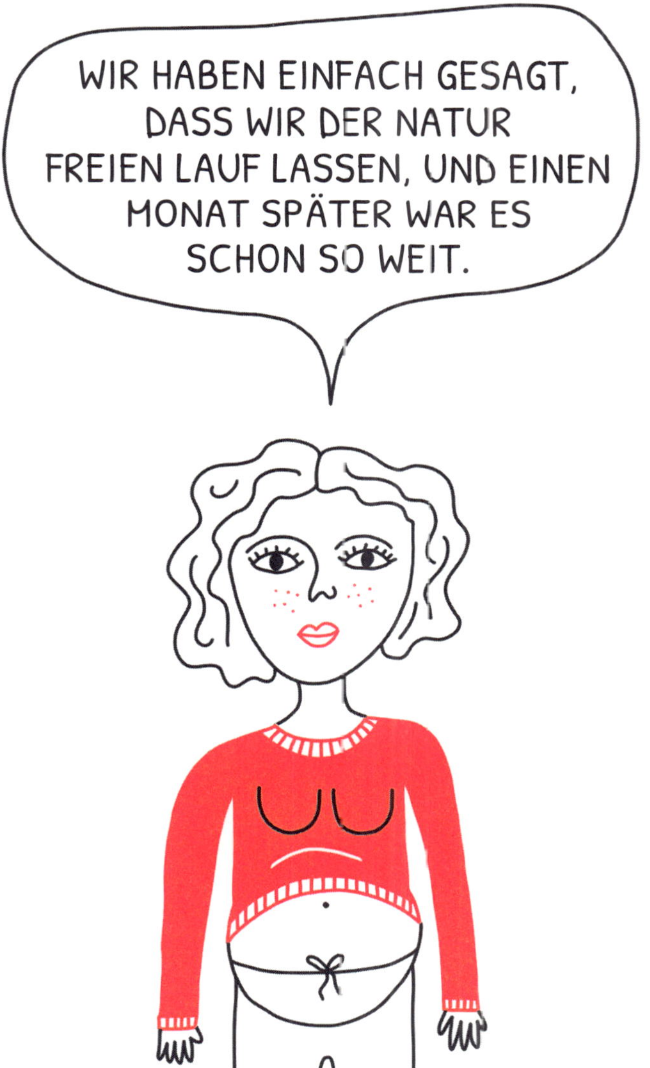
WIR HABEN EINFACH GESAGT, DASS WIR DER NATUR FREIEN LAUF LASSEN, UND EINEN MONAT SPÄTER WAR ES SCHON SO WEIT.

DIE MENSCHLICHE FORTPFLANZUNG IST EIGENTLICH ZIEMLICH EINFACH.

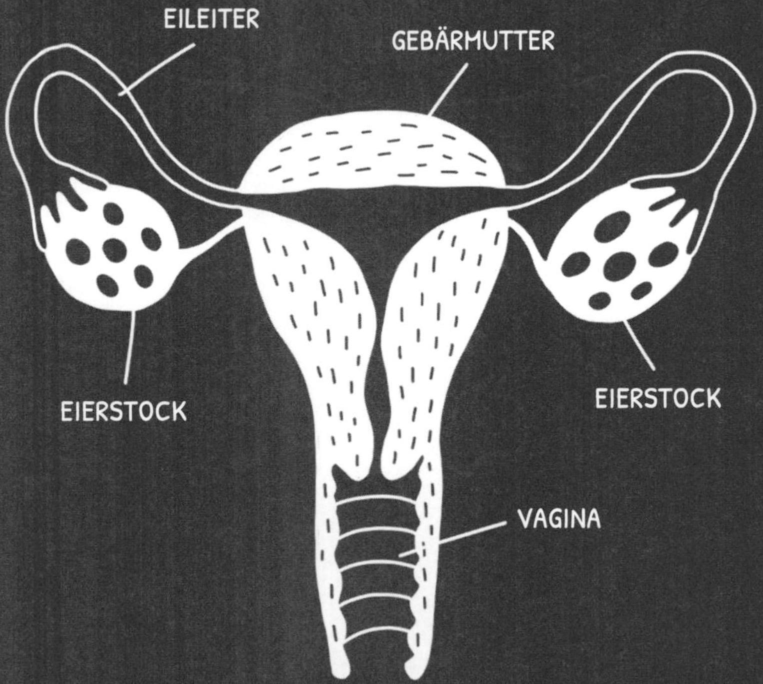

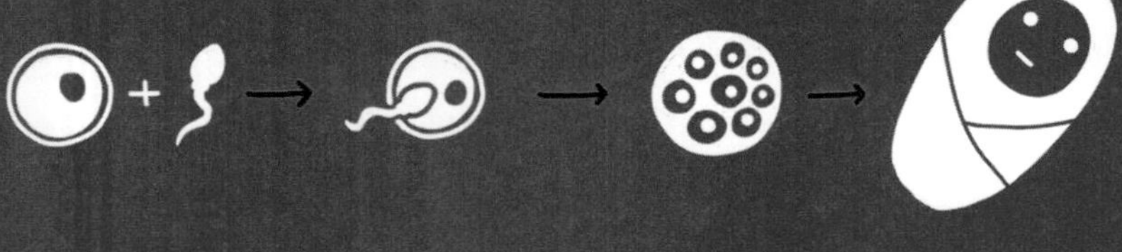

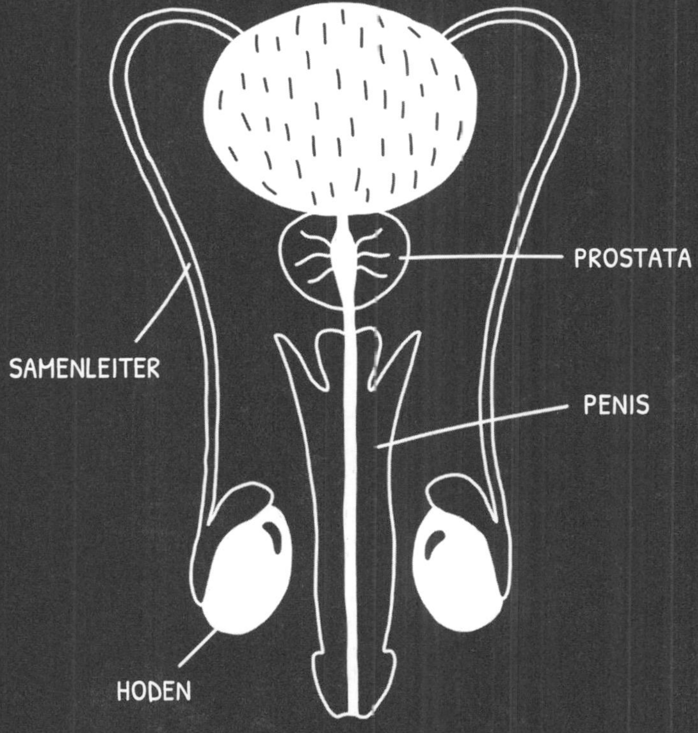

EIN SPERMIUM DRINGT IN DAS REIFE EI EIN UND BEFRUCHTET ES. DANN KOMMT ES SCHRITTWEISE ZUR ZELLTEILUNG UND ZUR ENTWICKLUNG DES MENSCHLICHEN FÖTUS.

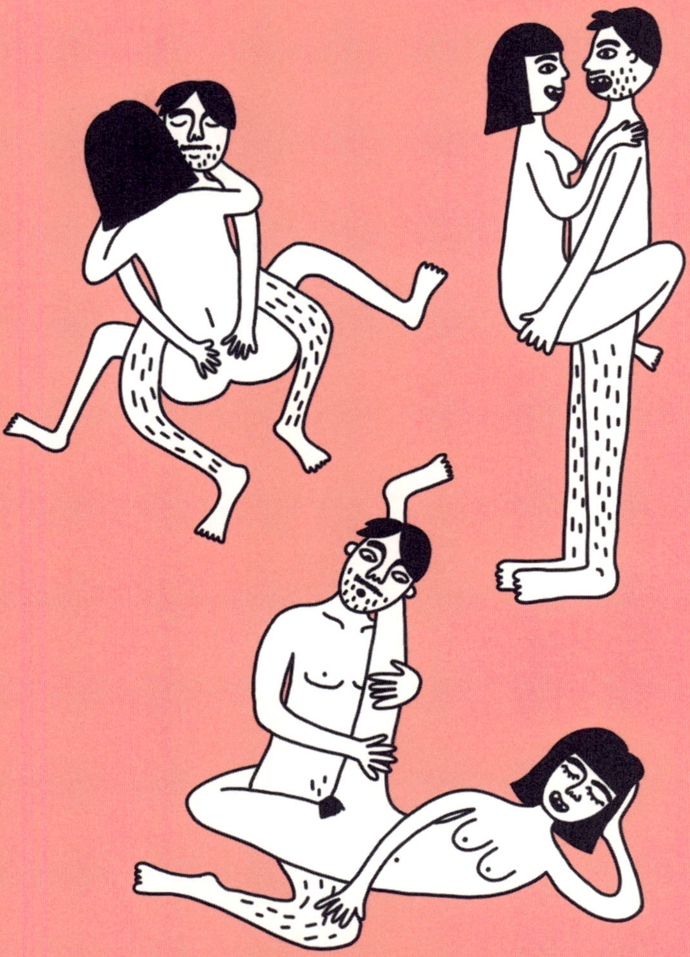

KINDERMACHEN IST OFT EIN RIESENSPASS!

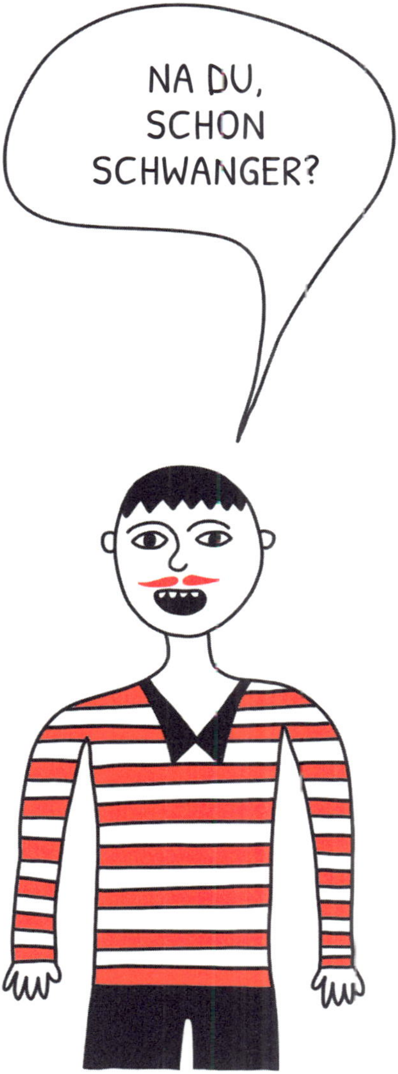
NA DU, SCHON SCHWANGER?

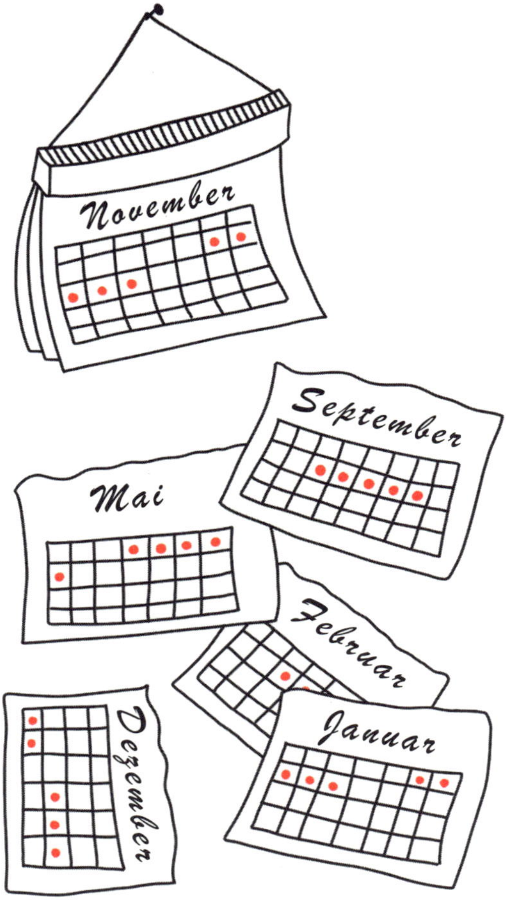

ES IST ABER NICHT SO EINFACH
WIE GEDACHT ...

FAKTOREN, DIE ZU EINER VERMINDERTEN FRUCHTBARKEIT BEITRAGEN KÖNNEN. BITTE ZUTREFFENDES ANKREUZEN:

	JA	NEIN
ÜBERGEWICHT	☐	☒
RAUCHEN	☐	☒
ÜBERDURCHSCHNITTLICHER STRESS	☐	☒
UNGESUNDER LEBENSSTIL	☐	☒
ÄLTER ALS 35 JAHRE	☐	☒
SCHLAFMANGEL	☐	☒
KREBS	☐	☒

NACH EIN PAAR MONATEN BEI
DER FRAUENÄRZTIN

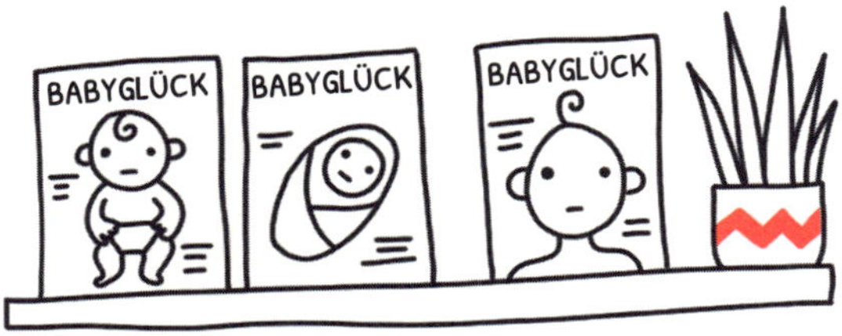

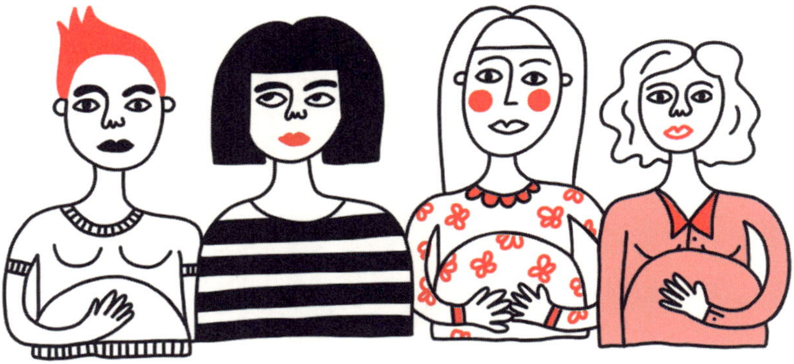

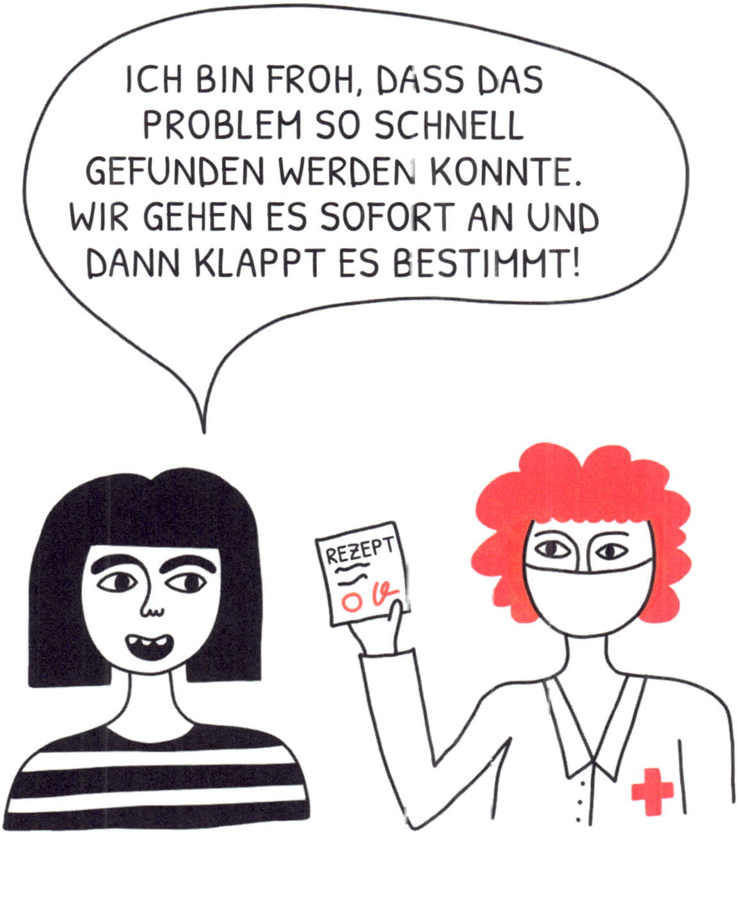
ICH BIN FROH, DASS DAS PROBLEM SO SCHNELL GEFUNDEN WERDEN KONNTE. WIR GEHEN ES SOFORT AN UND DANN KLAPPT ES BESTIMMT!
REZEPT

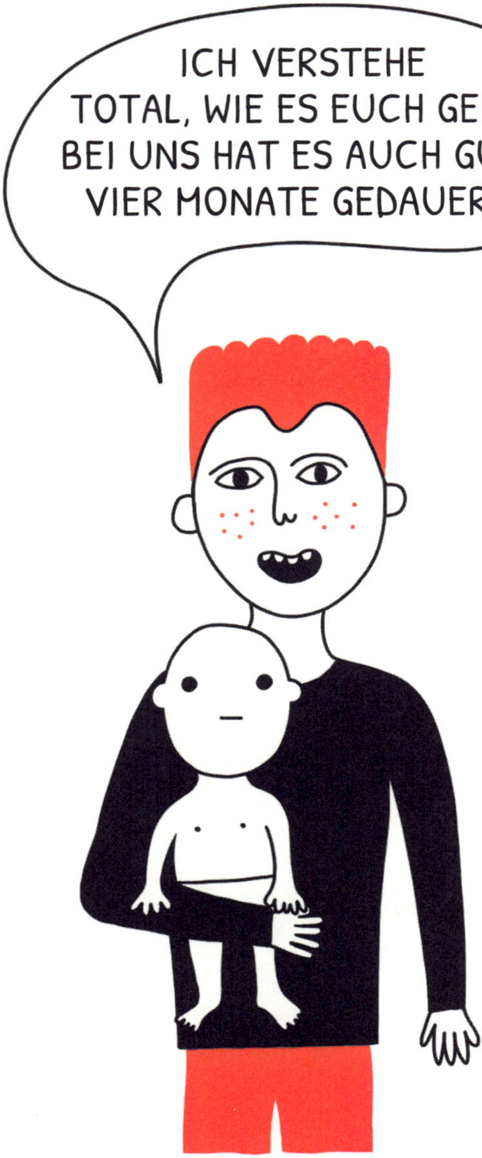
ICH VERSTEHE TOTAL, WIE ES EUCH GEHT. BEI UNS HAT ES AUCH GUTE VIER MONATE GEDAUERT.

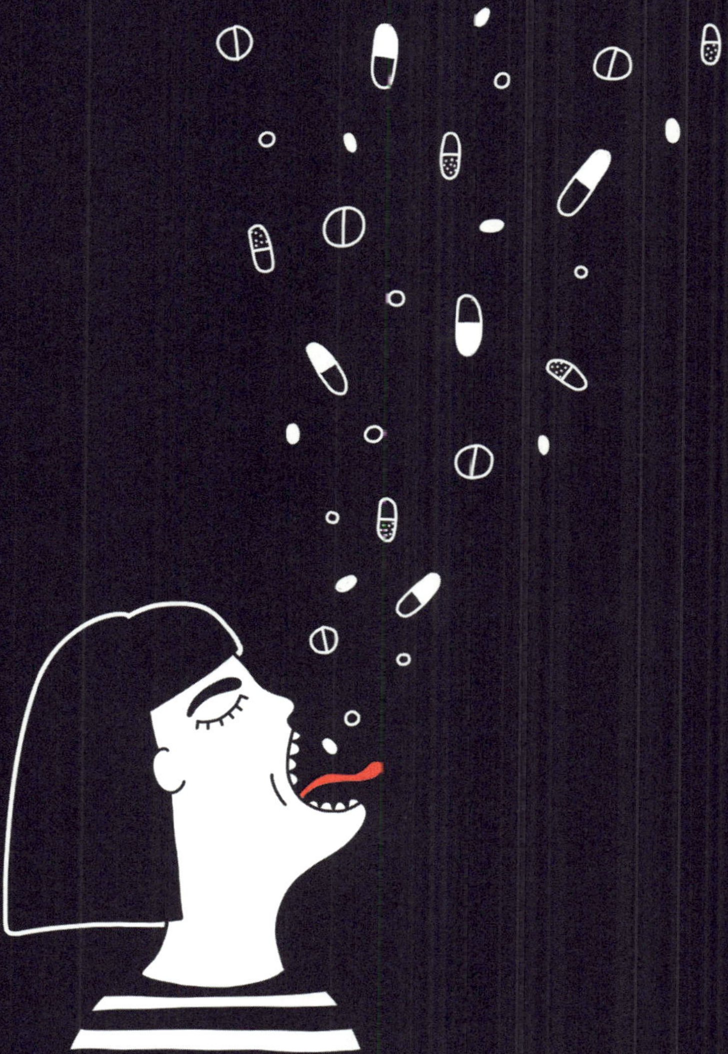

DIE ERSTE HORMONBEHANDLUNG UND
DIE ERSTEN NEBENWIRKUNGEN

IN DER SOGENANNTEN MODERNEN GESELLSCHAFT

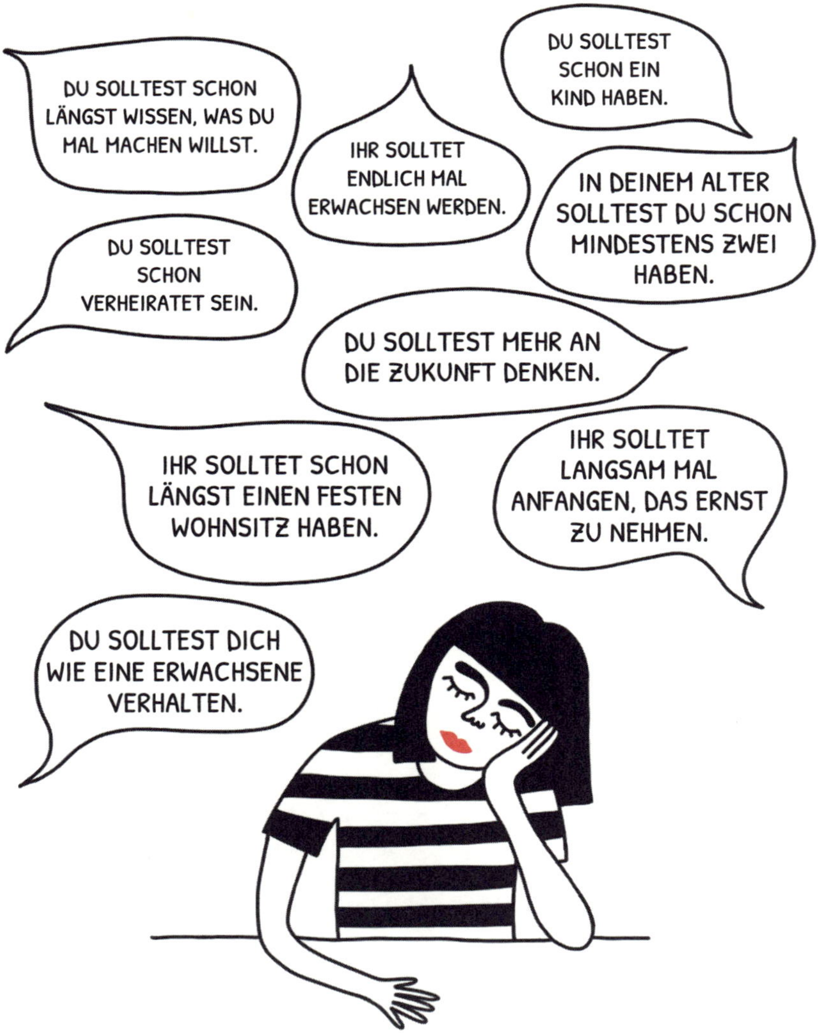
DU SOLLTEST SCHON LÄNGST WISSEN, WAS DU MAL MACHEN WILLST.
IHR SOLLTET ENDLICH MAL ERWACHSEN WERDEN.
DU SOLLTEST SCHON EIN KIND HABEN.
IN DEINEM ALTER SOLLTEST DU SCHON MINDESTENS ZWEI HABEN.
DU SOLLTEST SCHON VERHEIRATET SEIN.
DU SOLLTEST MEHR AN DIE ZUKUNFT DENKEN.
IHR SOLLTET SCHON LÄNGST EINEN FESTEN WOHNSITZ HABEN.
IHR SOLLTET LANGSAM MAL ANFANGEN, DAS ERNST ZU NEHMEN.
DU SOLLTEST DICH WIE EINE ERWACHSENE VERHALTEN.

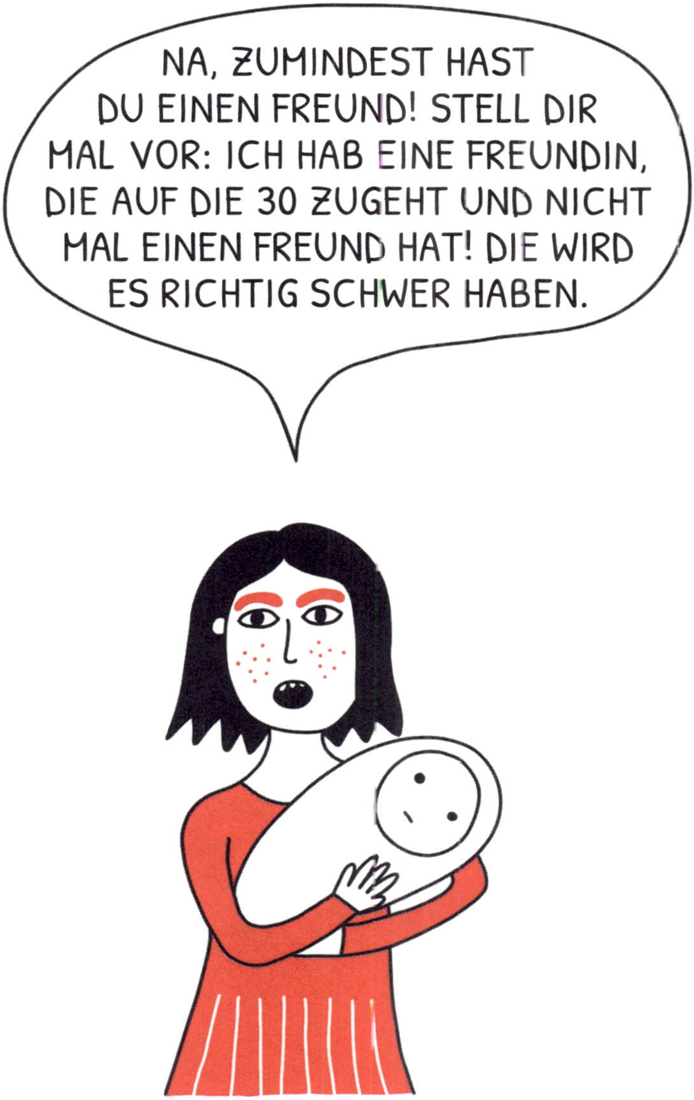
NA, ZUMINDEST HAST DU EINEN FREUND! STELL DIR MAL VOR: ICH HAB EINE FREUNDIN, DIE AUF DIE 30 ZUGEHT UND NICHT MAL EINEN FREUND HAT! DIE WIRD ES RICHTIG SCHWER HABEN.

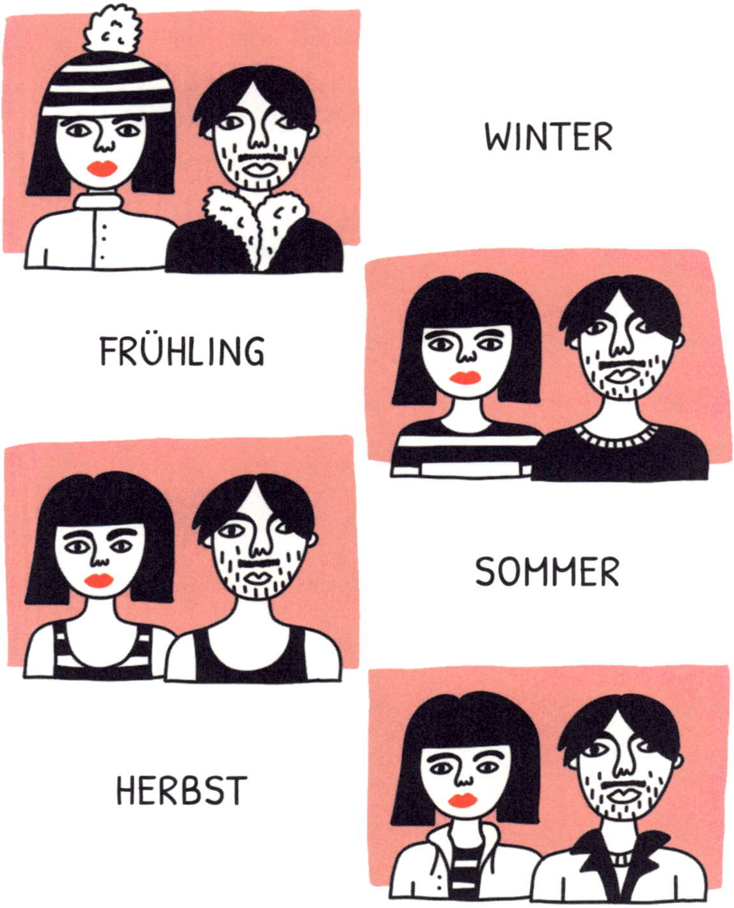

UND IMMER NOCH NICHTS ...

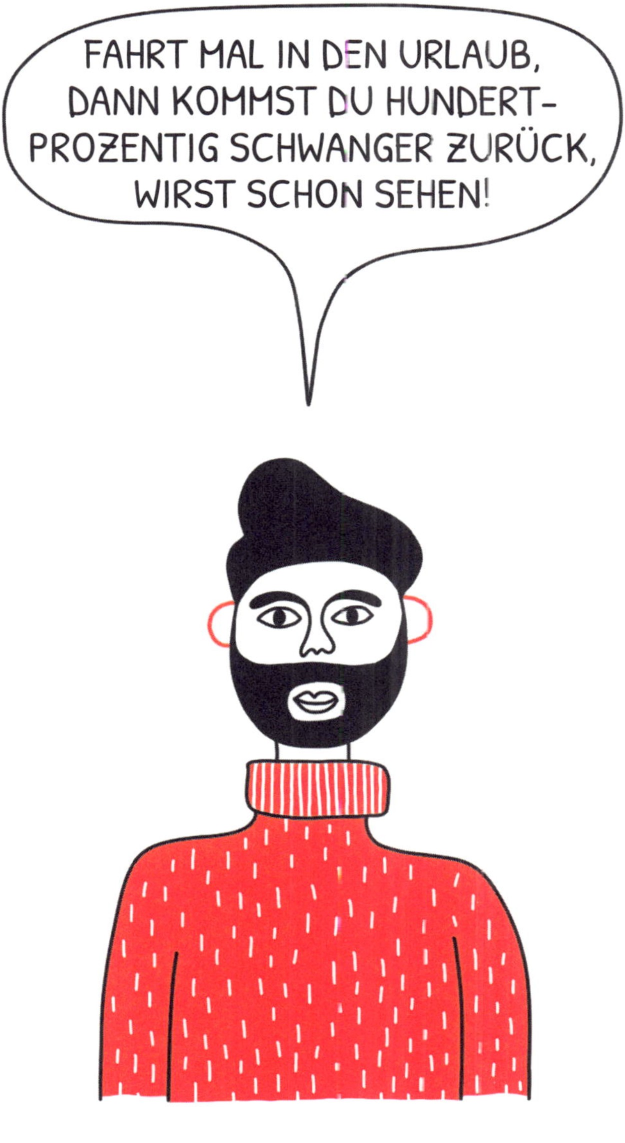
FAHRT MAL IN DEN URLAUB, DANN KOMMST DU HUNDERTPROZENTIG SCHWANGER ZURÜCK, WIRST SCHON SEHEN!

»NA, WANN KOMMT DENN BEI EUCH DER NACHWUCHS?«

WARUM DIESE FRAGE FÜR SMALLTALK UNGEEIGNET IST:

1. WEIL DIE GEFRAGTEN AKTUELL KEINE KINDER WOLLEN.
2. WEIL SIE ÜBERHAUPT KEINE KINDER WOLLEN.
3. WEIL SIE KINDER WOLLEN, ABER KEINE HABEN KÖNNEN UND ES EIN EMPFINDLICHES THEMA IST.
4. WEIL DAS EINE ABSOLUT PERSÖNLICHE ANGELEGENHEIT IST UND NIEMANDEN ETWAS ANGEHT.

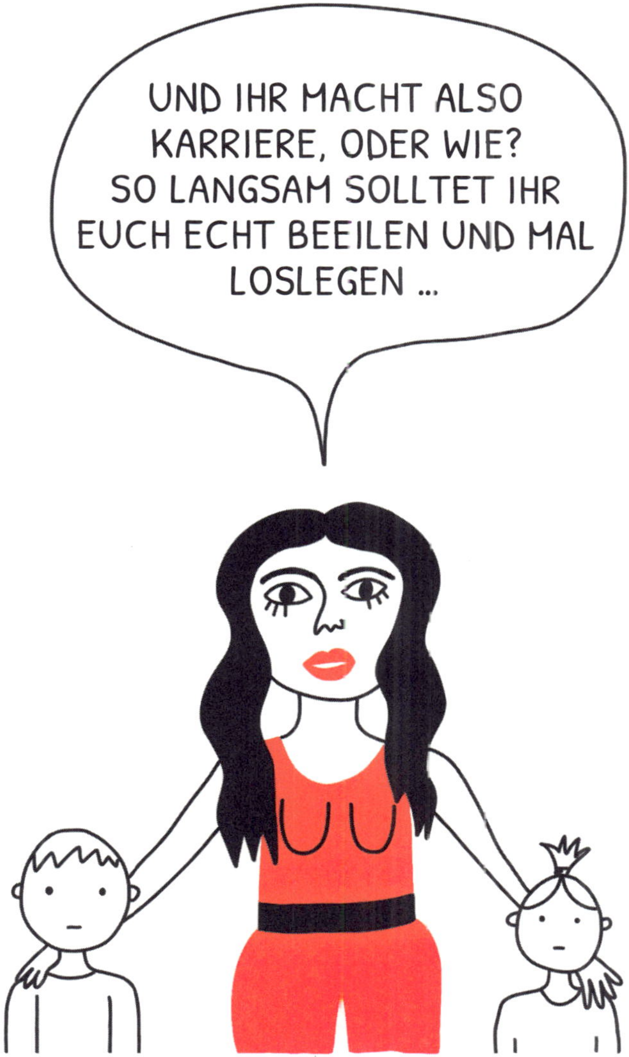
UND IHR MACHT ALSO KARRIERE, ODER WIE? SO LANGSAM SOLLTET IHR EUCH ECHT BEEILEN UND MAL LOSLEGEN ...

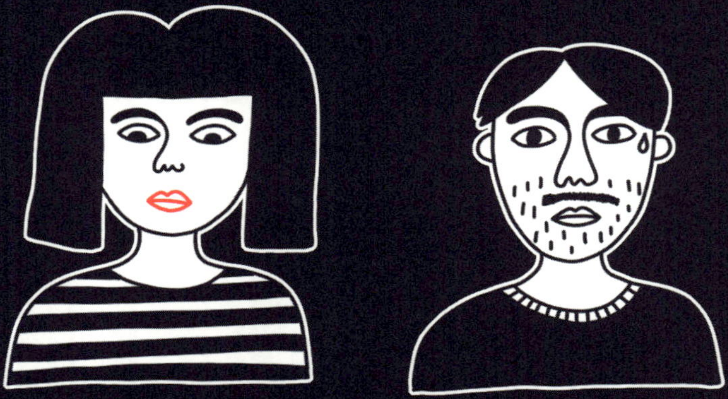

WARUM KLAPPT ES IMMER NOCH NICHT?
WO IST DAS PROBLEM?

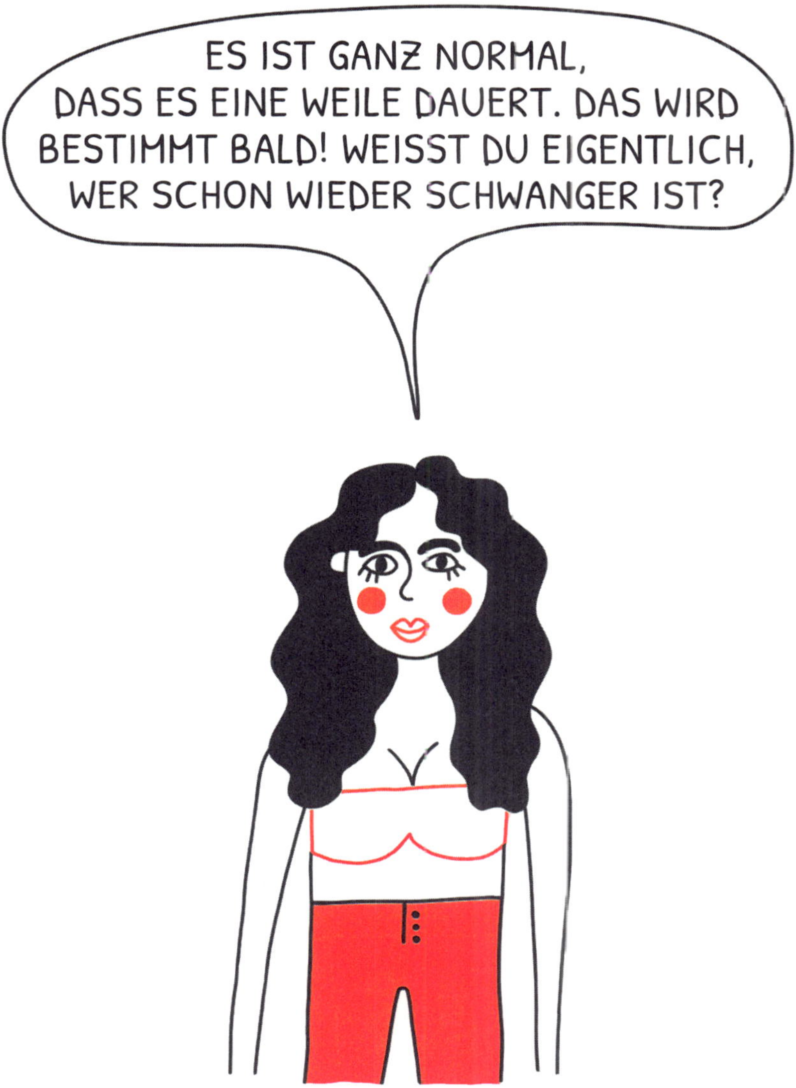
ES IST GANZ NORMAL, DASS ES EINE WEILE DAUERT. DAS WIRD BESTIMMT BALD! WEISST DU EIGENTLICH, WER SCHON WIEDER SCHWANGER IST?

UND SO KAMEN WIR BIS IN DIE
KINDERWUNSCHKLINIK ...

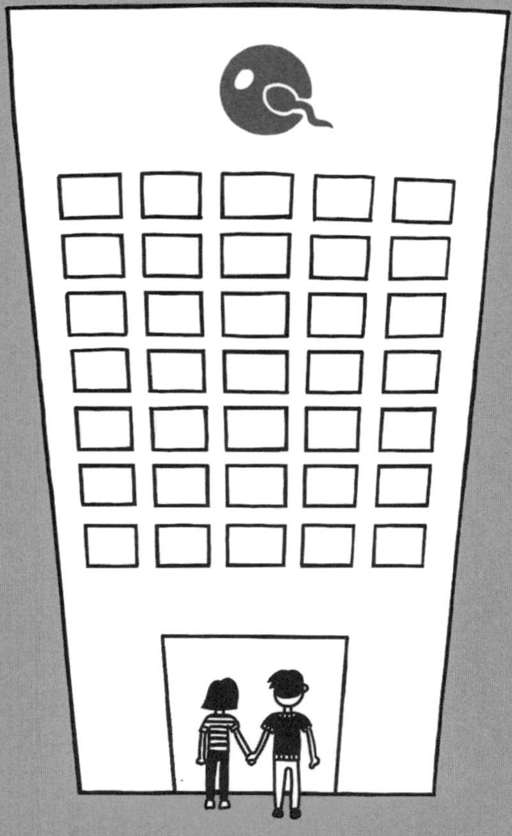

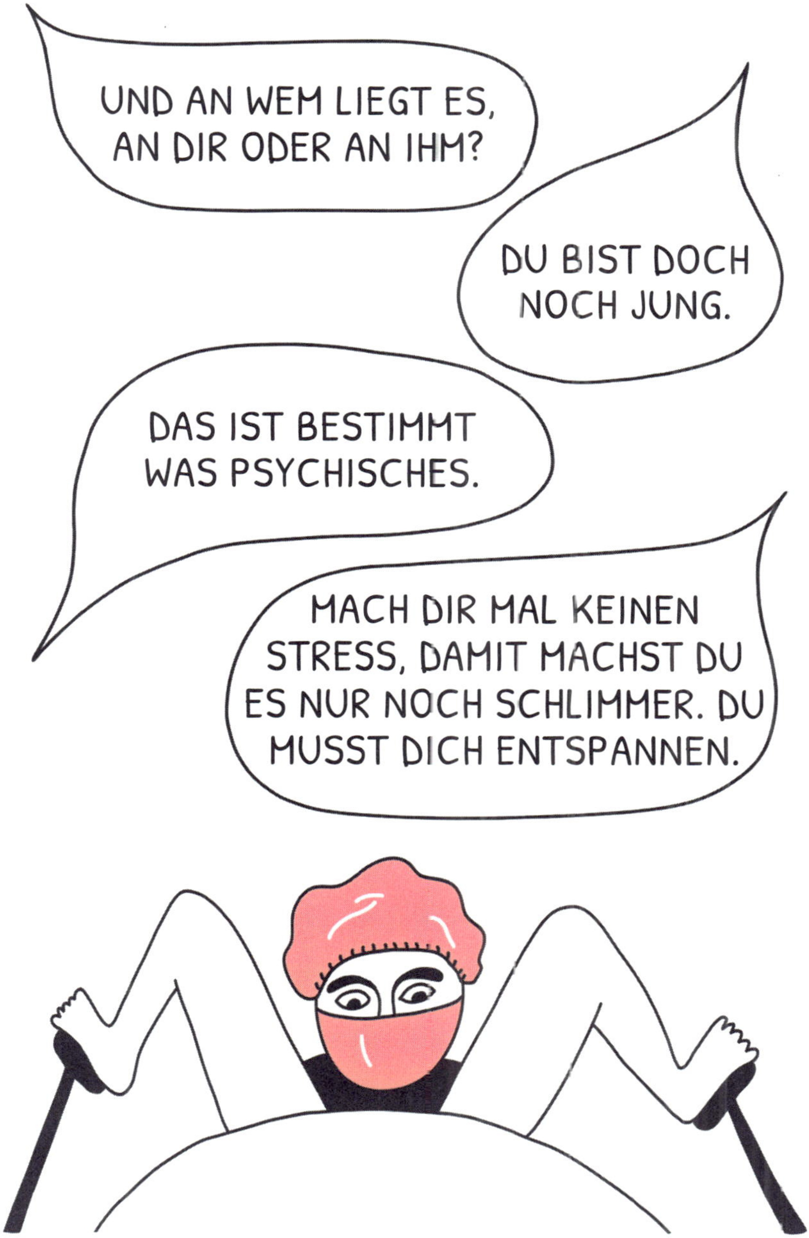
UND AN WEM LIEGT ES, AN DIR ODER AN IHM?
DU BIST DOCH NOCH JUNG.
DAS IST BESTIMMT WAS PSYCHISCHES.
MACH DIR MAL KEINEN STRESS, DAMIT MACHST DU ES NUR NOCH SCHLIMMER. DU MUSST DICH ENTSPANNEN.

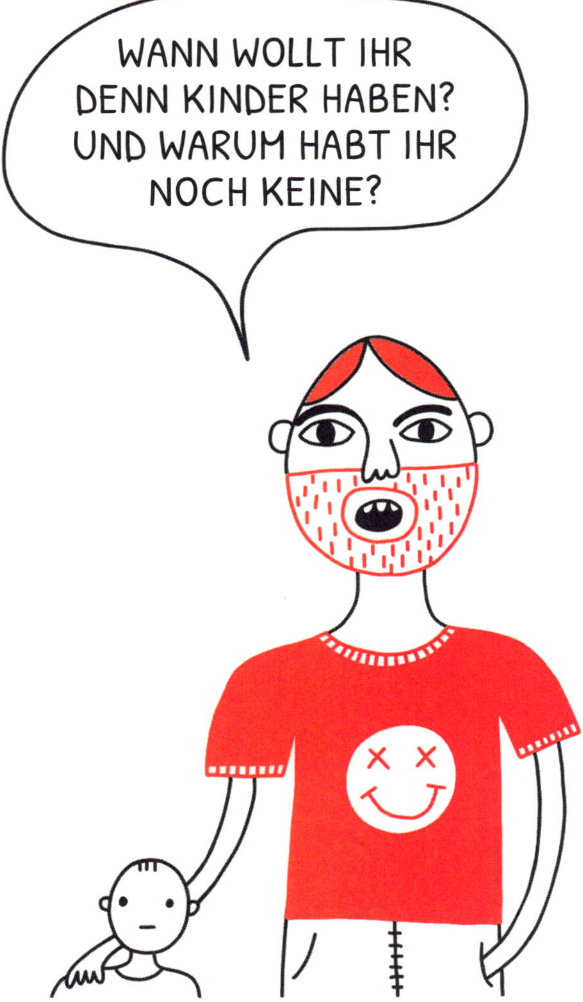
WANN WOLLT IHR DENN KINDER HABEN? UND WARUM HABT IHR NOCH KEINE?

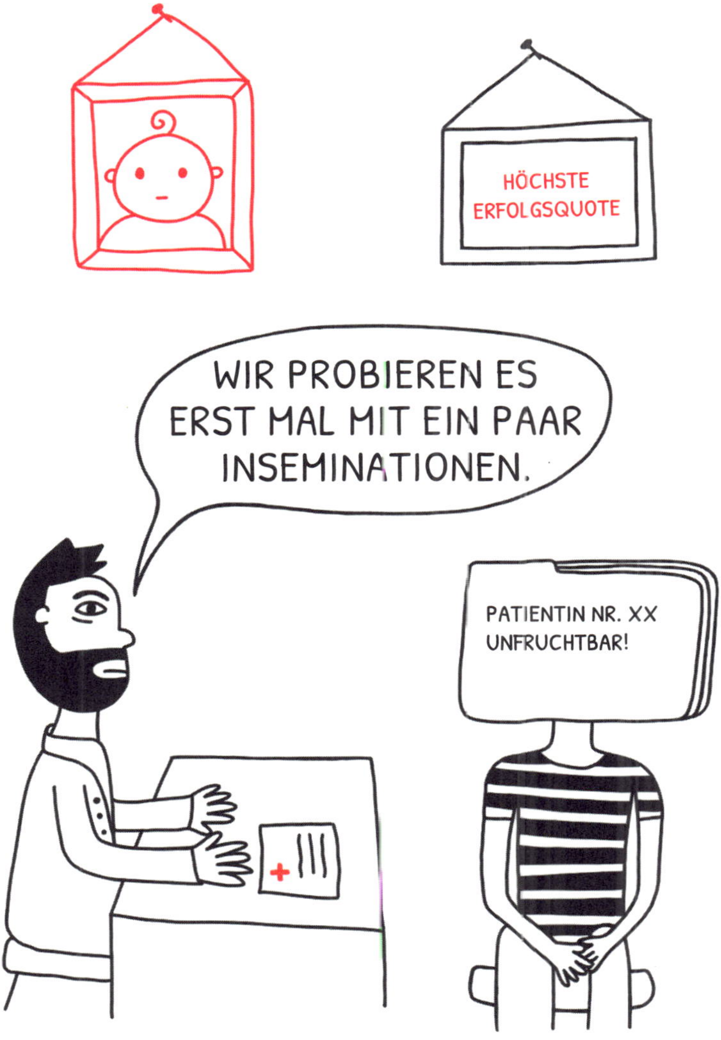
HÖCHSTE ERFOLGSQUOTE
WIR PROBIEREN ES ERST MAL MIT EIN PAAR INSEMINATIONEN.
PATIENTIN NR. XX UNFRUCHTBAR!

NACH EINIGEN WOCHEN VOLLER TESTS UND ANALYSEN ...

INTRAUTERINE INSEMINATION (IUI)

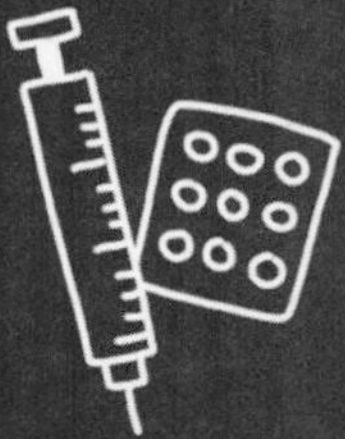

HORMONELLE
STIMULATION

DER MANN GIBT
SPERMA AB, DAS DANN
KONZENTRIERT WIRD.

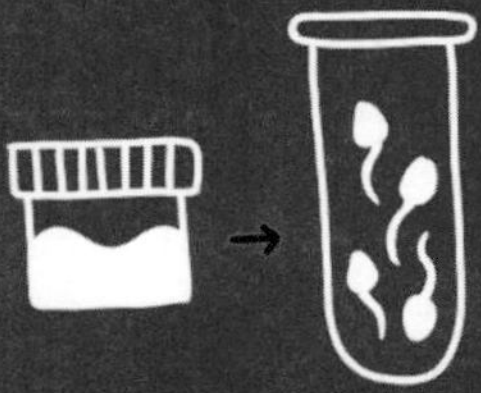

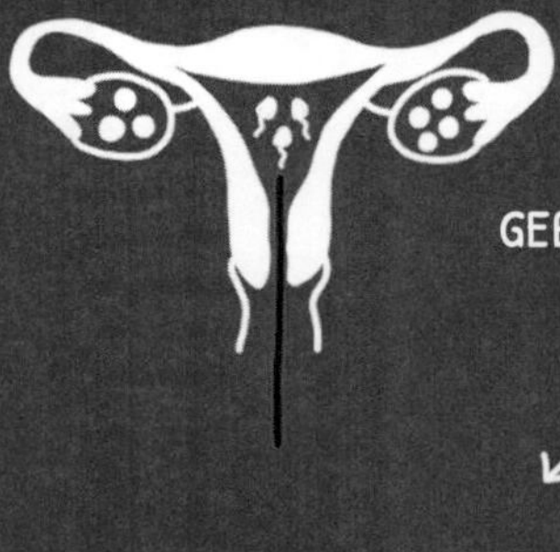

ES WIRD MIT EINEM
KATHETER IN DIE
GEBÄRMUTTER EINGEFÜHRT,
UND FERTIG.

ES FOLGT NERVÖSES
ZWEIWÖCHIGES WARTEN AUF
DAS ERGEBNIS.

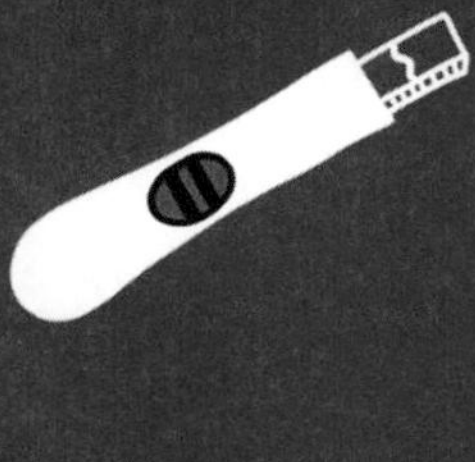

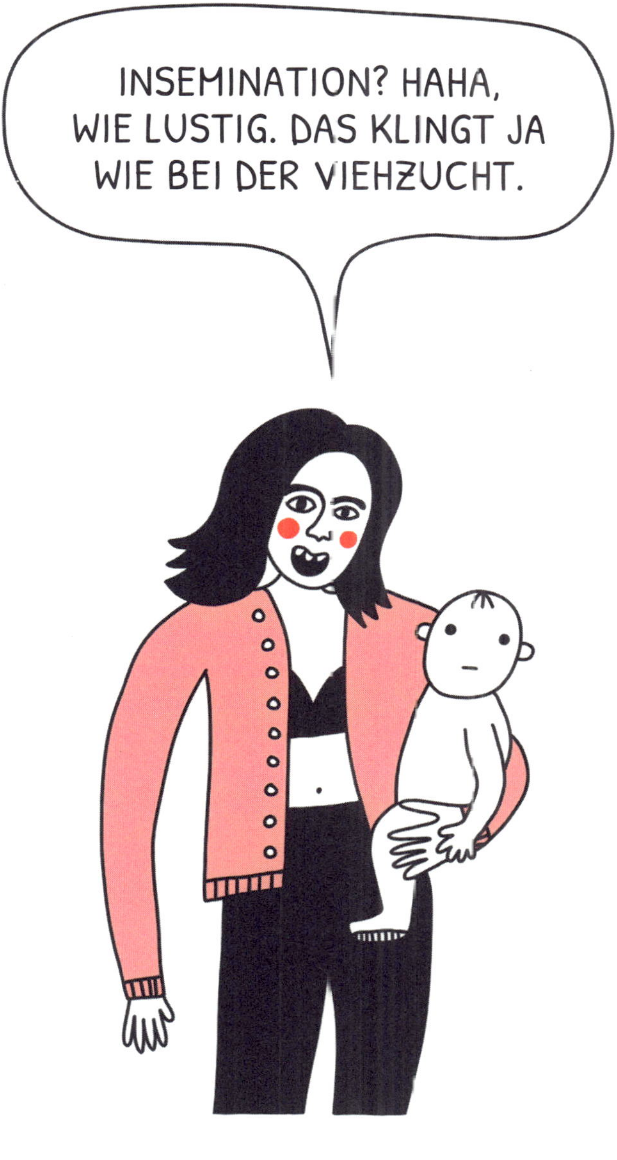
INSEMINATION? HAHA, WIE LUSTIG. DAS KLINGT JA WIE BEI DER VIEHZUCHT.

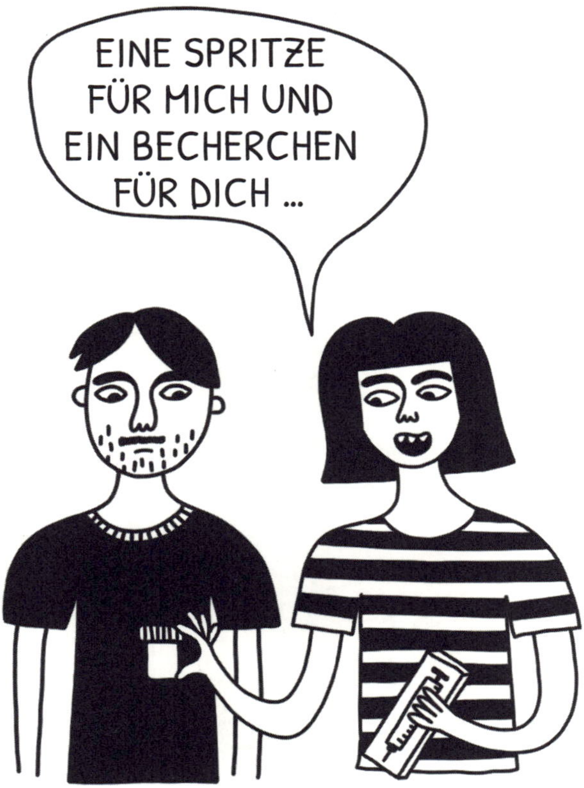

DAS KLAPPT BESTIMMT!

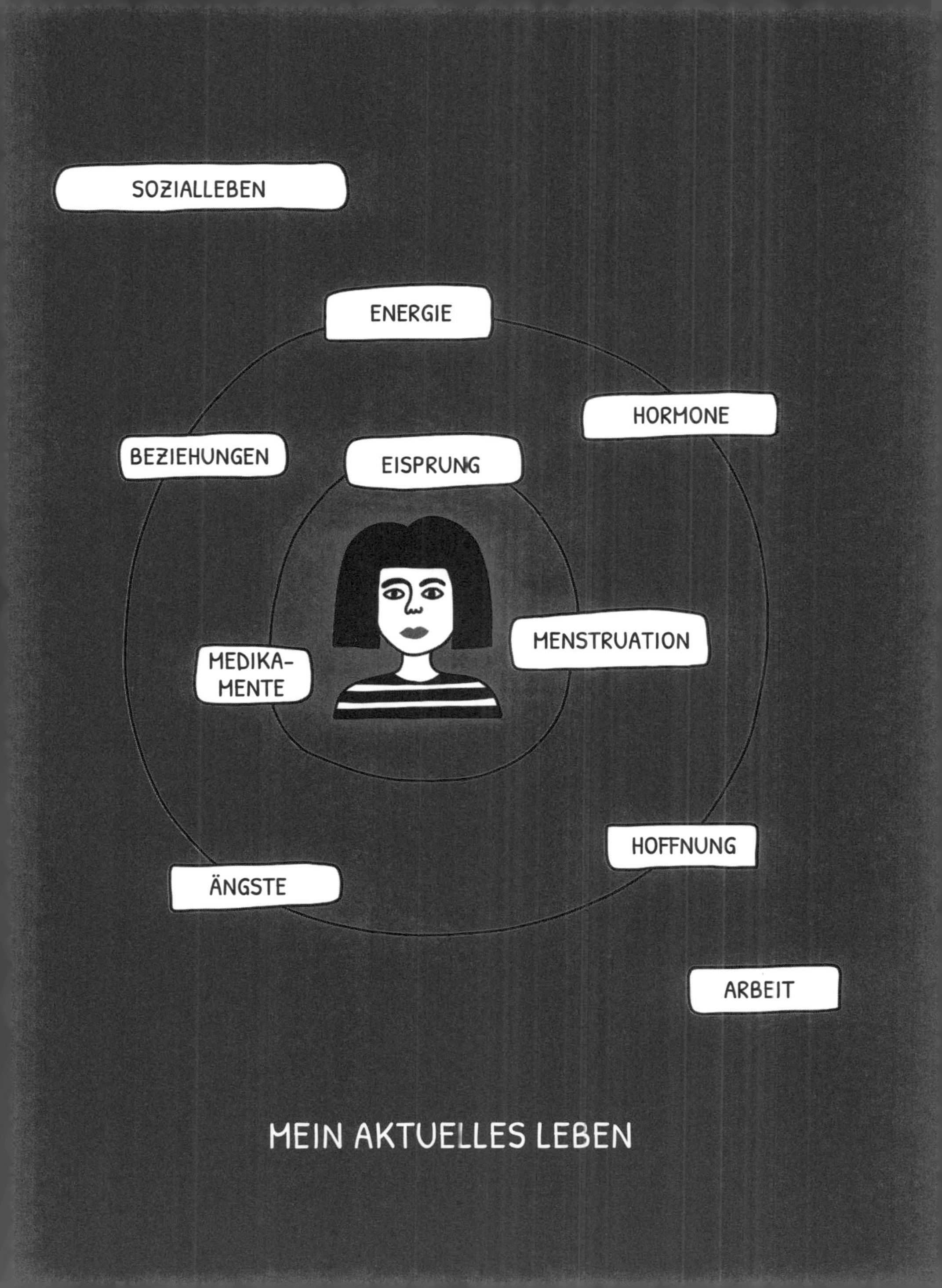
SOZIALLEBEN
ENERGIE
HORMONE
BEZIEHUNGEN
EISPRUNG
MENSTRUATION
MEDIKA-
MENTE
HOFFNUNG
ÄNGSTE
ARBEIT
MEIN AKTUELLES LEBEN

UND NACH SCHEINBAR ENDLOSEM ZWEIWÖCHIGEM WARTEN ...

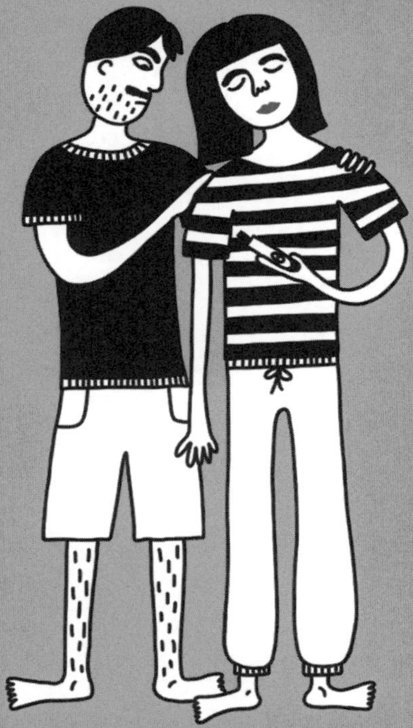

... IST DER TEST NEGATIV.

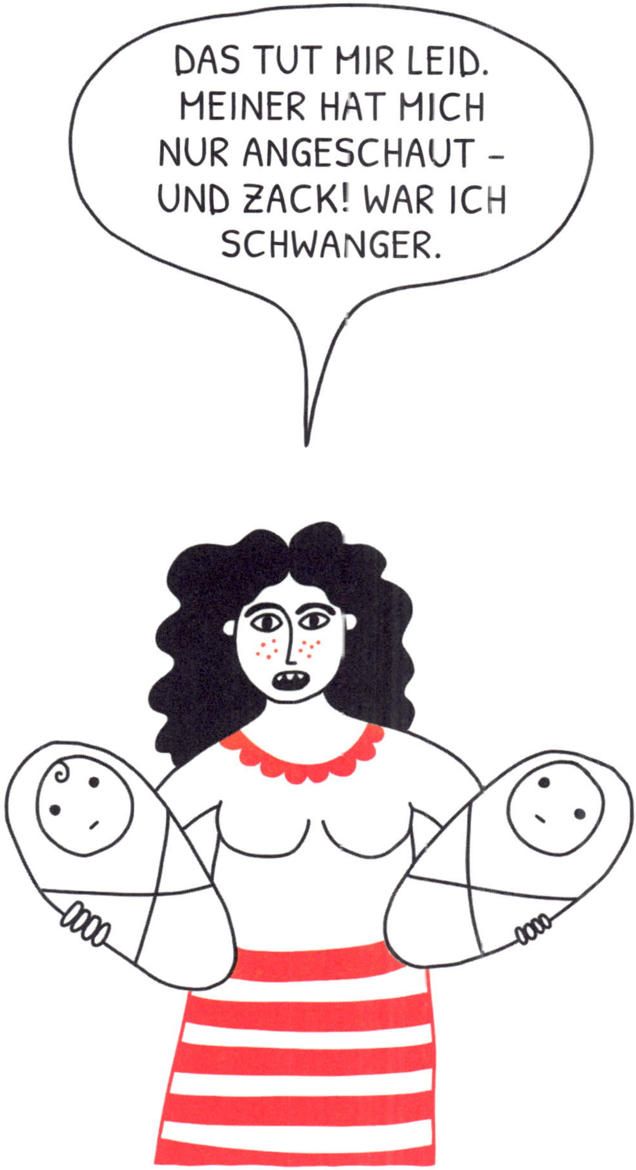
DAS TUT MIR LEID. MEINER HAT MICH NUR ANGESCHAUT – UND ZACK! WAR ICH SCHWANGER.

NACH MEHREREN ERFOLGLOSEN INSEMINATIONEN

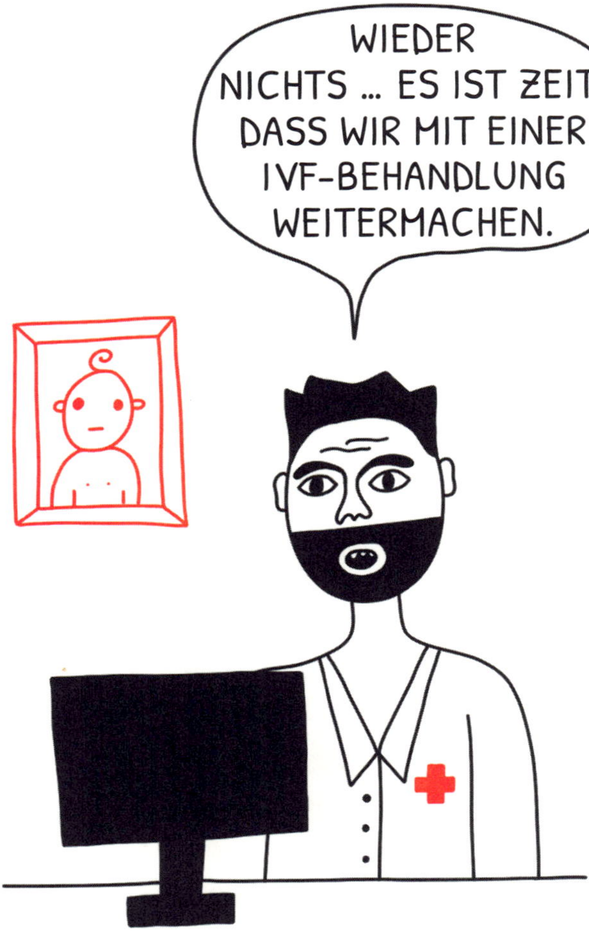
WIEDER NICHTS ... ES IST ZEIT, DASS WIR MIT EINER IVF-BEHANDLUNG WEITERMACHEN.

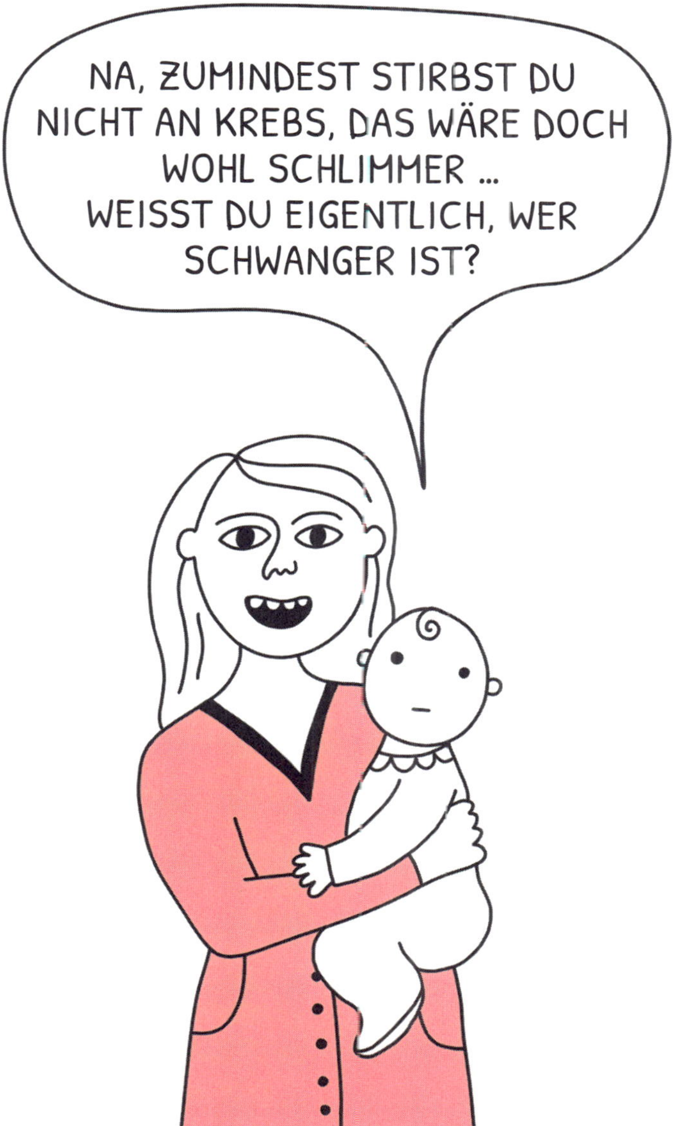
NA, ZUMINDEST STIRBST DU NICHT AN KREBS, DAS WÄRE DOCH WOHL SCHLIMMER ... WEISST DU EIGENTLICH, WER SCHWANGER IST?

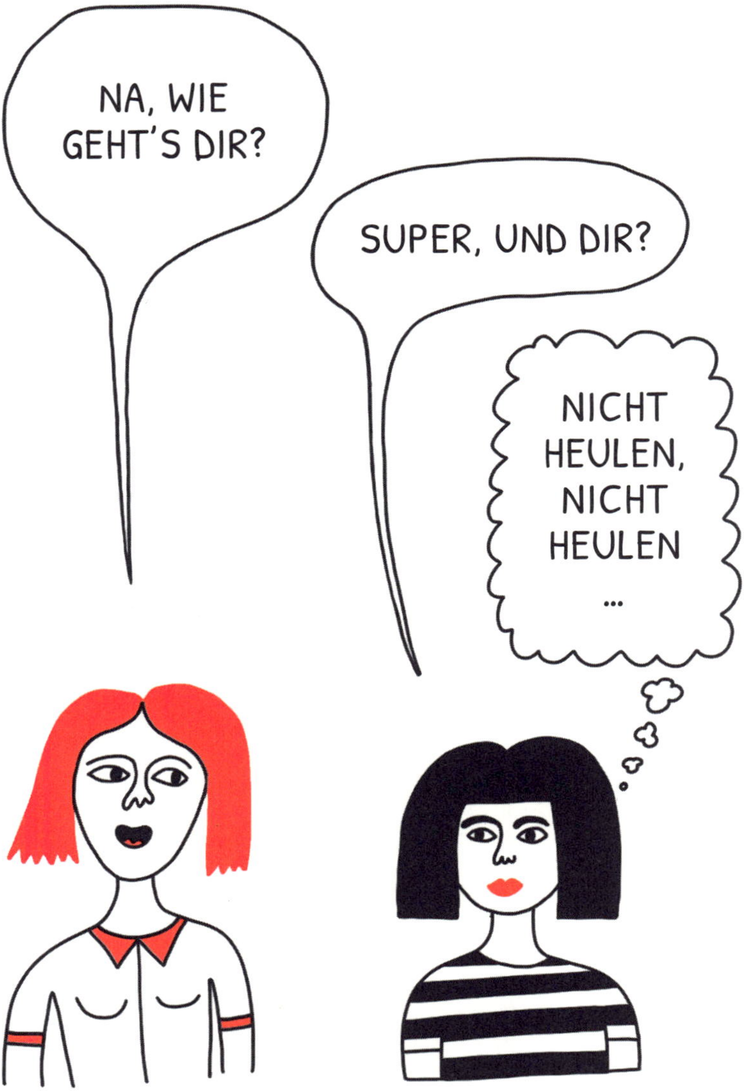
NA, WIE GEHT'S DIR?
SUPER, UND DIR?
NICHT HEULEN, NICHT HEULEN ...

ZU BEGINN DER IVF-BEHANDLUNG

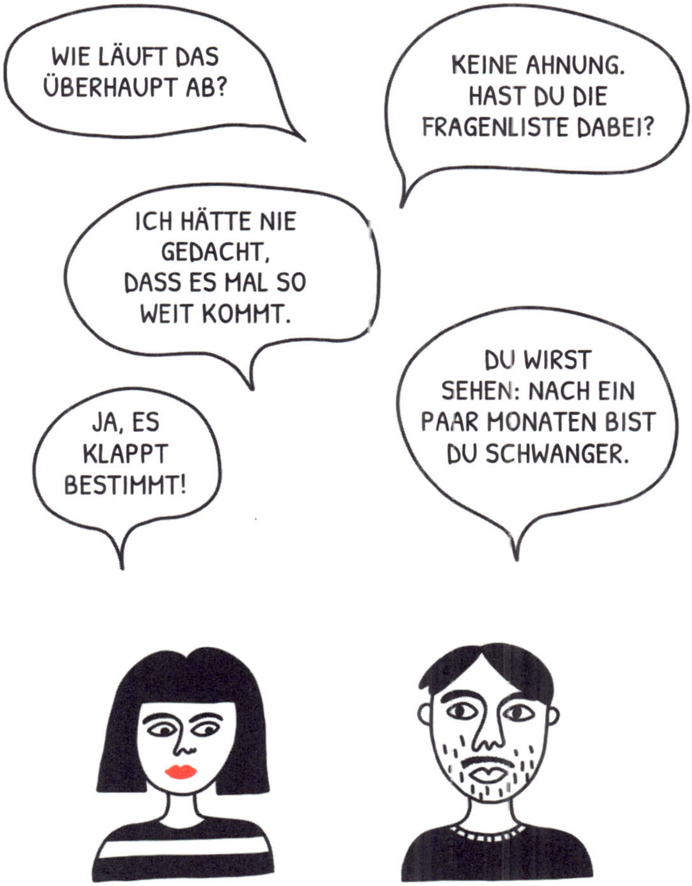
WIE LÄUFT DAS ÜBERHAUPT AB?
KEINE AHNUNG. HAST DU DIE FRAGENLISTE DABEI?
ICH HÄTTE NIE GEDACHT, DASS ES MAL SO WEIT KOMMT.
DU WIRST SEHEN: NACH EIN PAAR MONATEN BIST DU SCHWANGER.
JA, ES KLAPPT BESTIMMT!

IVF-BEHANDLUNG, TEIL 1 – EIZELLENENTNAHME

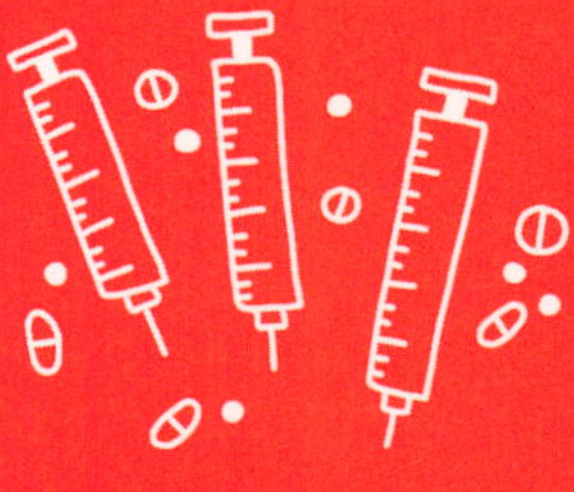

INTENSIVE HORMONELLE STIMULATION DER EIERSTÖCKE

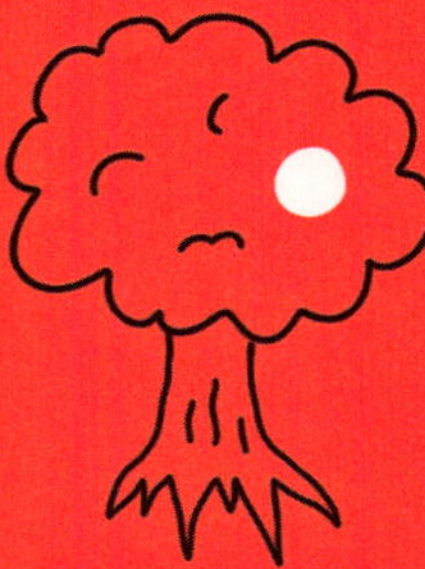

BEIM NORMALEN EISPRUNG REIFT 1 EI HERAN. BEI DER STIMULATION KÖNNEN ES BIS ZU 30 SEIN UND SIE SIND RIESIG.

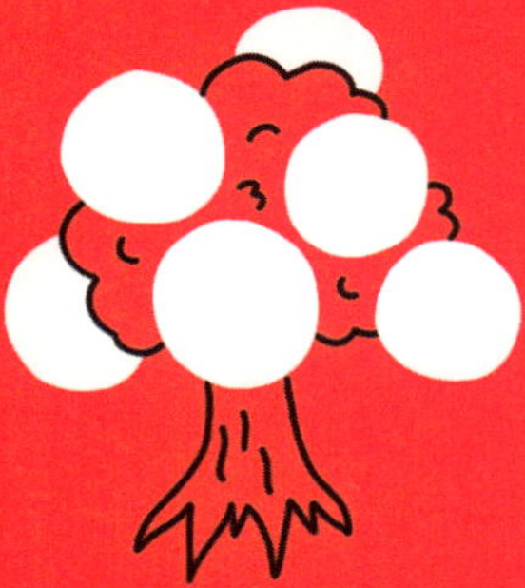

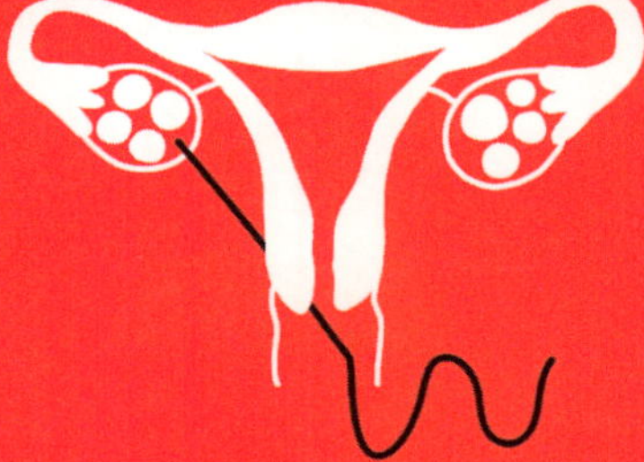

SIE WERDEN UNTER NARKOSE MIT EINER FEINEN NADEL ABGESAUGT, WÄHREND DER MANN EINE SPERMAPROBE ABGIBT.

UND DIE BEFRUCHTUNG IM REAGENZGLAS

DIE KÜNSTLICHE BEFRUCHTUNG PASSIERT DANN IN EINER PETRISCHALE.

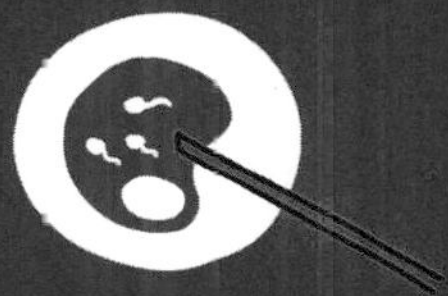

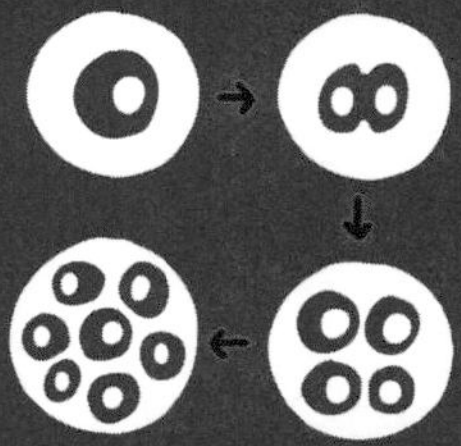

DIE KULTIVIERUNG DER EMBRYOS DAUERT NORMALERWEISE 3 BIS 6 TAGE. NACH UND NACH WIRD MAN VON DEN EMBRYOLOG:INNEN DARÜBER INFORMIERT, WIE VIELE ERFOLGREICH BEFRUCHTET WURDEN UND SICH ENTWICKELN.

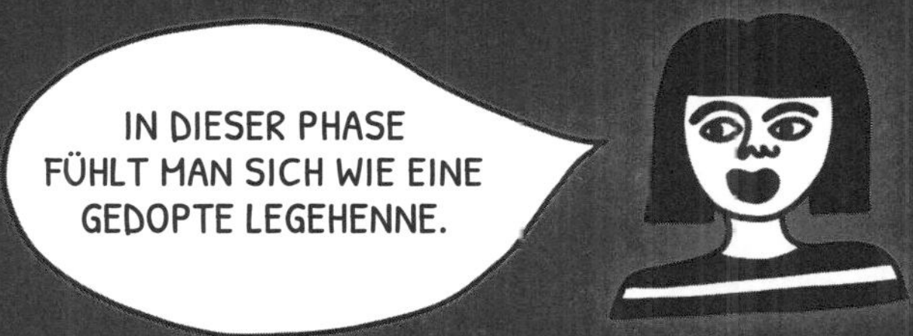
IN DIESER PHASE FÜHLT MAN SICH WIE EINE GEDOPTE LEGEHENNE.

PROGESTERON
PROGYNOVA
CLOSTILBEGYT
UTROGESTAN
ESTROFEM
LENZETTO
EUTHYROX
ORGALUTRAN
OVITRELLE
GONAL F
PROGYLUTON

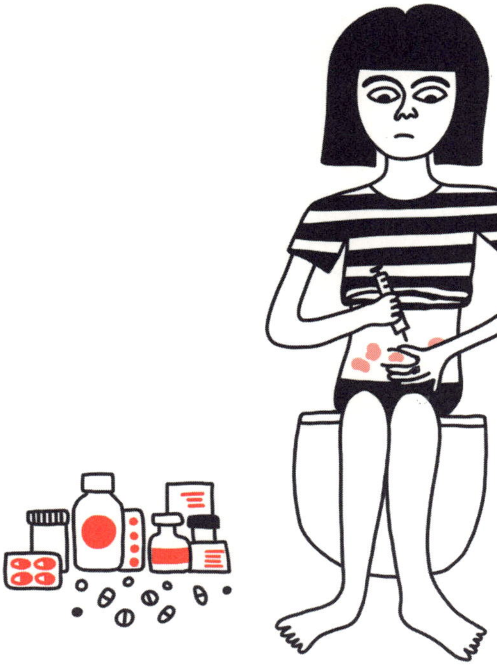

PFLANZENHEILKUNDE – WARUM EIGENTLICH NICHT?

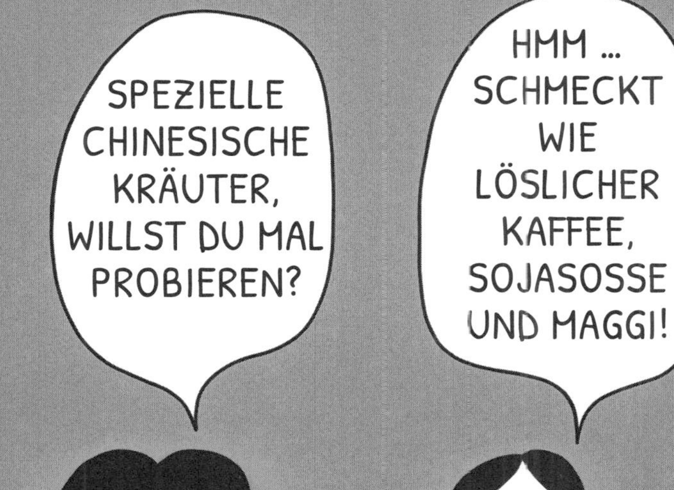

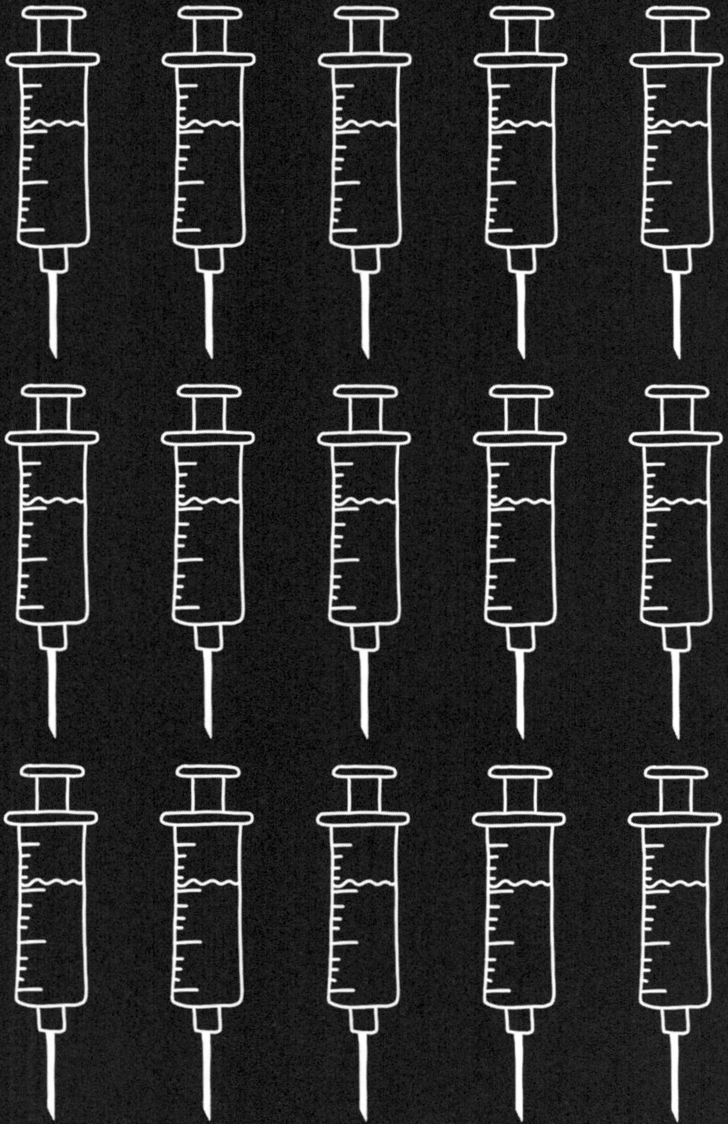

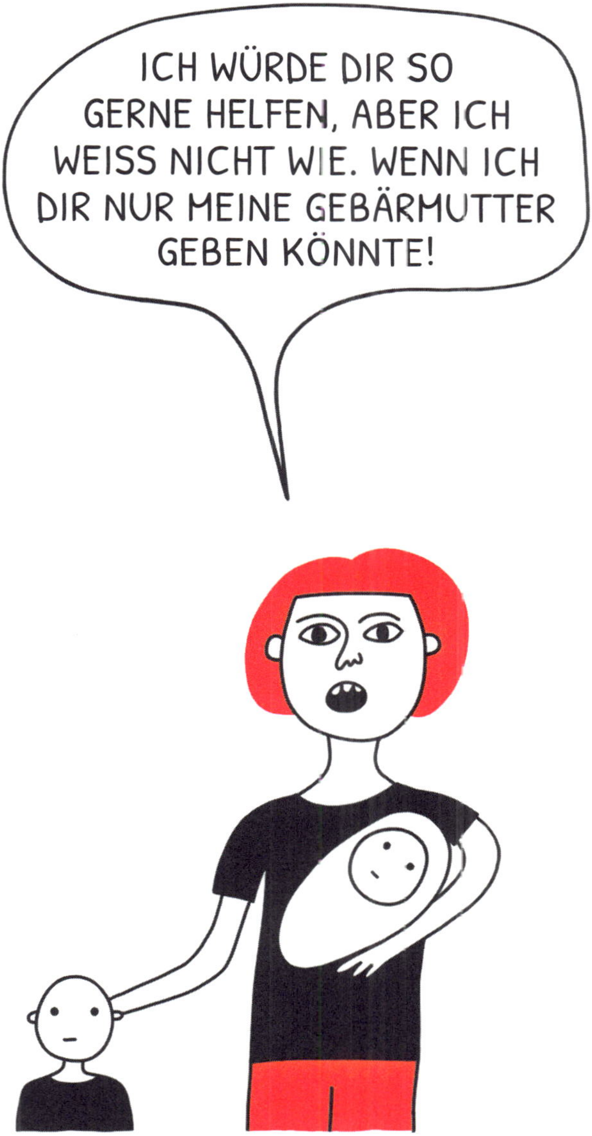
ICH WÜRDE DIR SO GERNE HELFEN, ABER ICH WEISS NICHT WIE. WENN ICH DIR NUR MEINE GEBÄRMUTTER GEBEN KÖNNTE!

AM TAG DER EIZELLENENTNAHME IM OP-SAAL

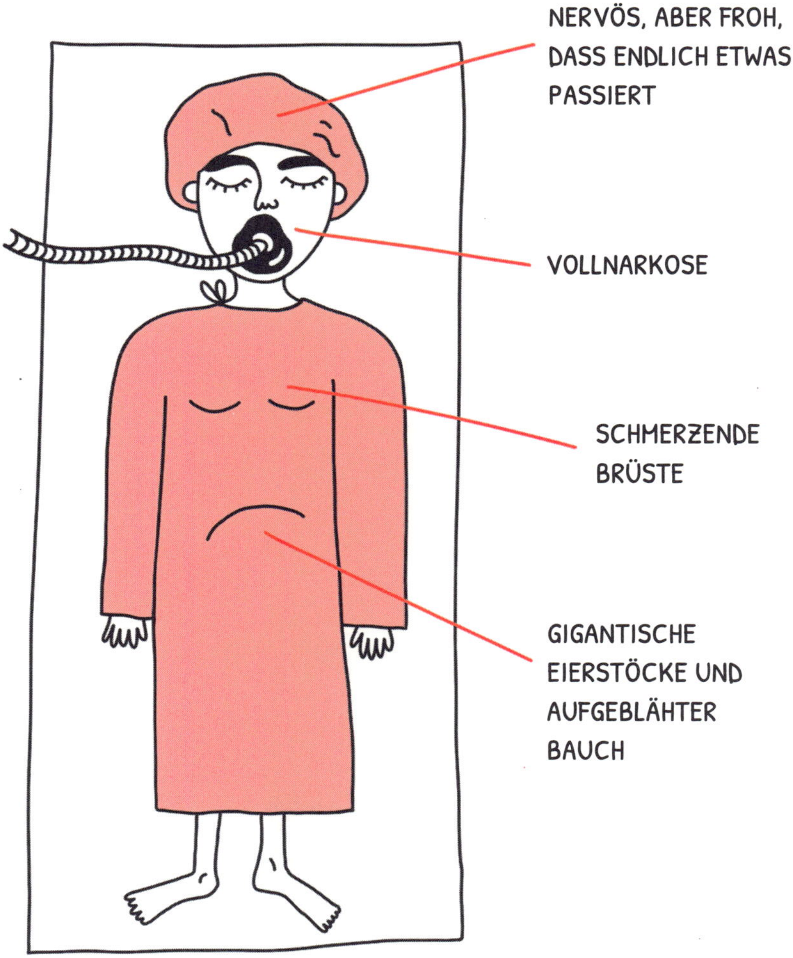

SPERMAPROBEN

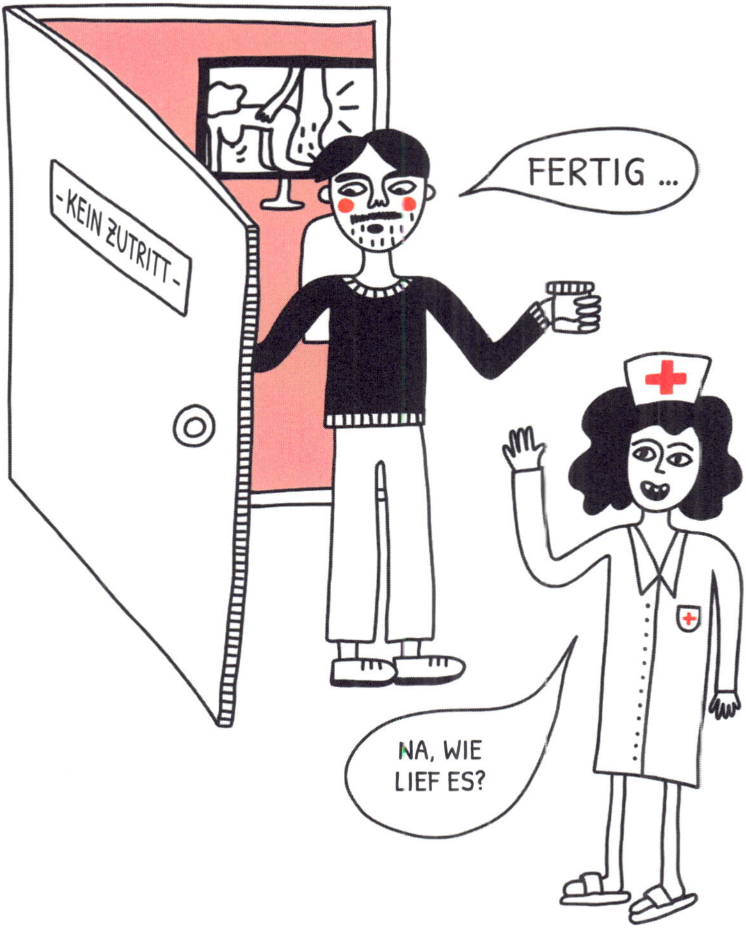

DER MÄNNLICHE ANTEIL IST ZWAR ETWAS EINFACHER, ABER MIT ROMANTIK HAT DAS NICHTS ZU TUN.

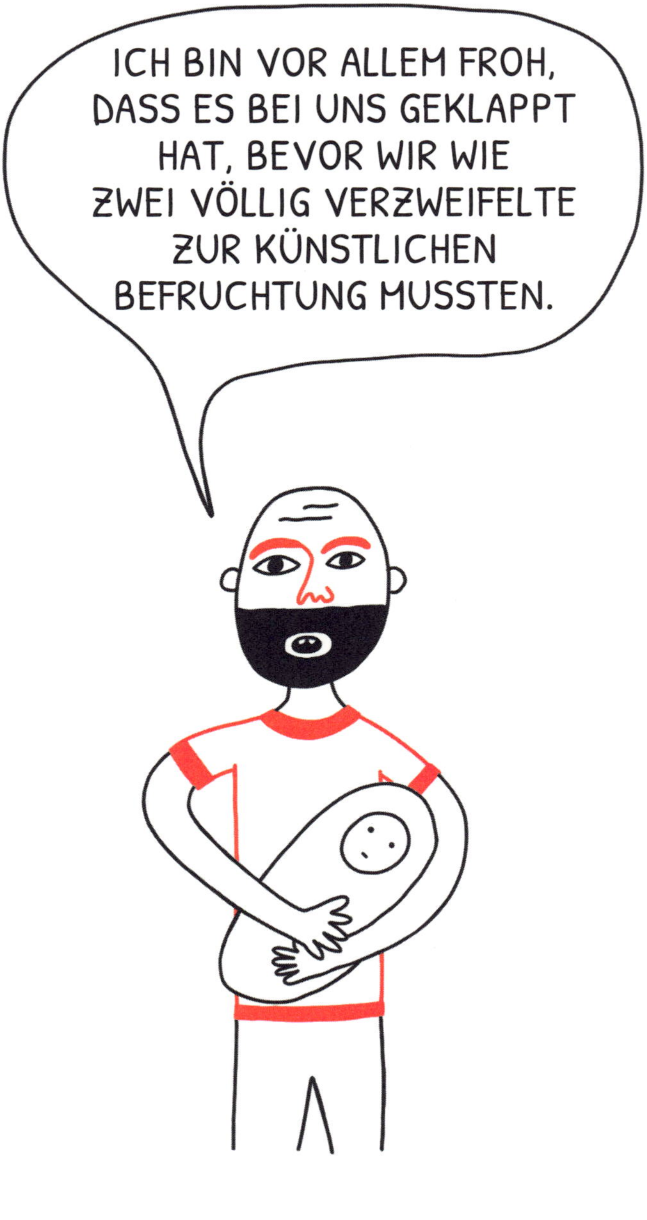
ICH BIN VOR ALLEM FROH, DASS ES BEI UNS GEKLAPPT HAT, BEVOR WIR WIE ZWEI VÖLLIG VERZWEIFELTE ZUR KÜNSTLICHEN BEFRUCHTUNG MUSSTEN.

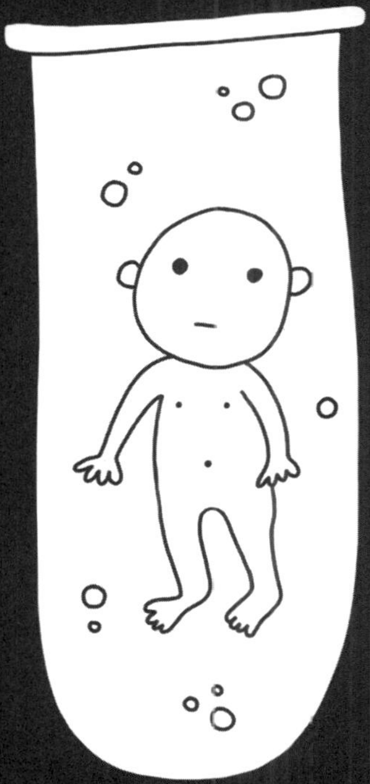

EIN KIND AUS DEM REAGENZGLAS?

IVF-BEHANDLUNG, TEIL 2 – EMBRYOTRANSFER

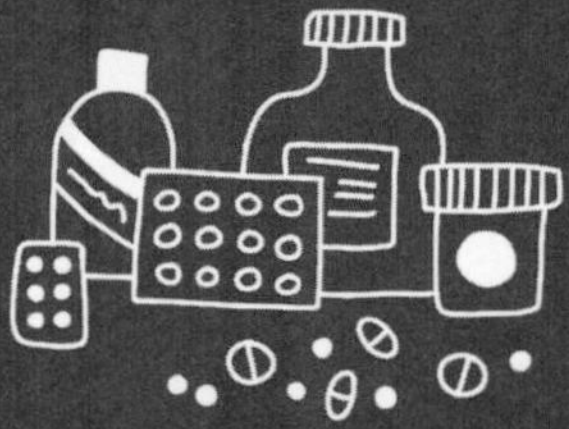

HORMONELLE STIMULATION

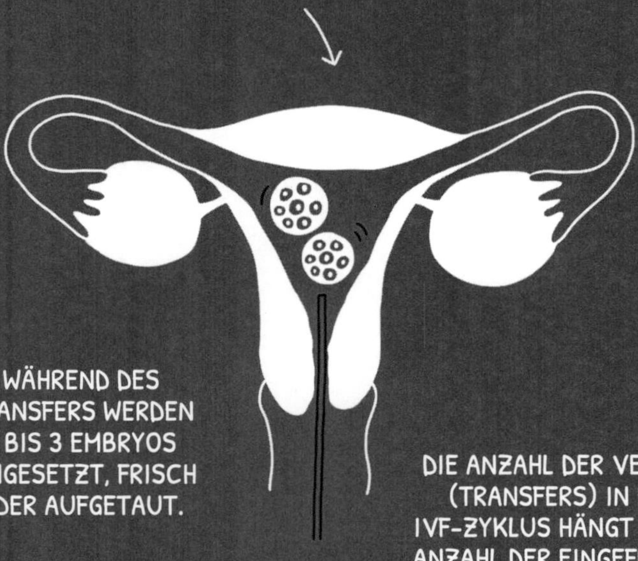

WÄHREND DES TRANSFERS WERDEN 1 BIS 3 EMBRYOS EINGESETZT, FRISCH ODER AUFGETAUT.

DIE ANZAHL DER VERSUCHE (TRANSFERS) IN EINEM IVF-ZYKLUS HÄNGT VON DER ANZAHL DER EINGEFRORENEN EMBRYOS AB. WENN KEINE MEHR DA SIND, BEGINNT MIT DER EIZELLENENTNAHME EIN NEUER ZYKLUS.

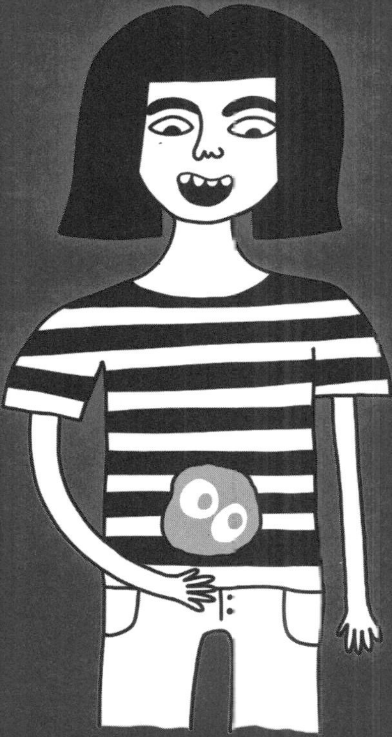

NACH DEM TRANSFER IST DIE FRAU
THEORETISCH SCHWANGER, WENN NICHT
NACH ZWEI WOCHEN EIN
NEGATIVER SCHWANGERSCHAFTSTEST
DAS GEGENTEIL BEWEIST.

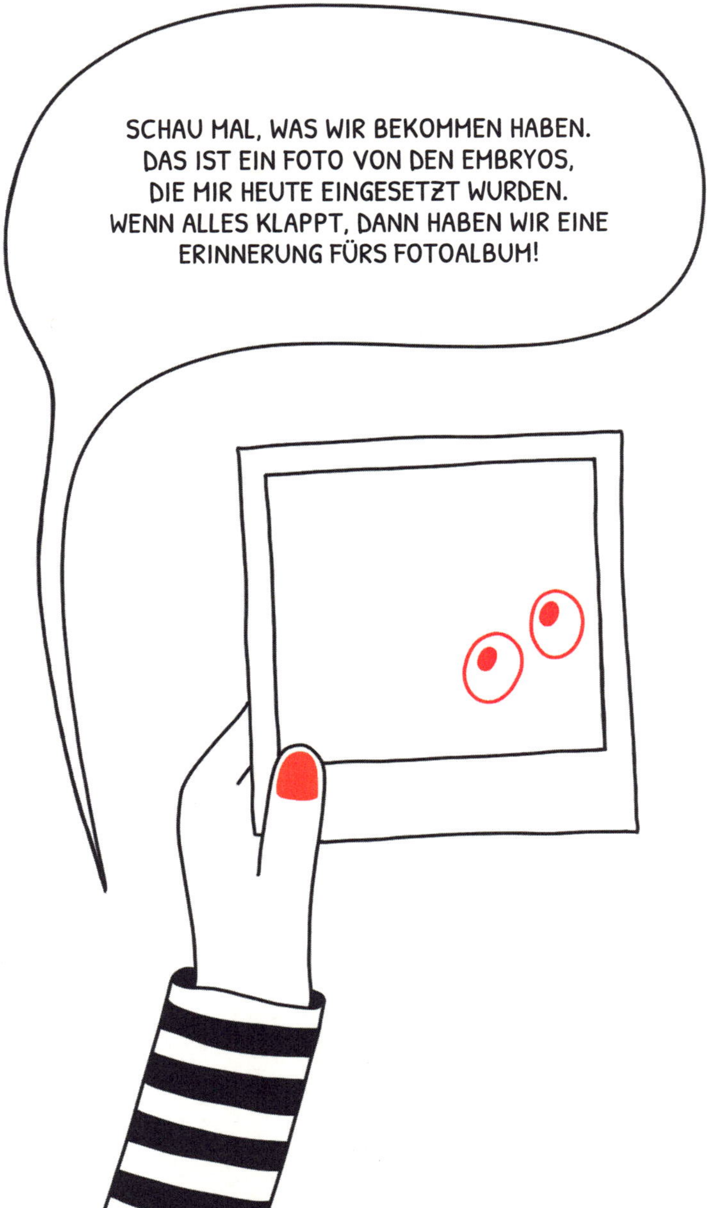
SCHAU MAL, WAS WIR BEKOMMEN HABEN.
DAS IST EIN FOTO VON DEN EMBRYOS,
DIE MIR HEUTE EINGESETZT WURDEN.
WENN ALLES KLAPPT, DANN HABEN WIR EINE
ERINNERUNG FÜRS FOTOALBUM!

AM SCHLIMMSTEN IST IMMER DAS ZWEIWÖCHIGE WARTEN NACH DEM EMBRYOTRANSFER. DAS IST DANN WIE DIE MENSCHLICHE VERSION VON SCHRÖDINGERS KATZE …

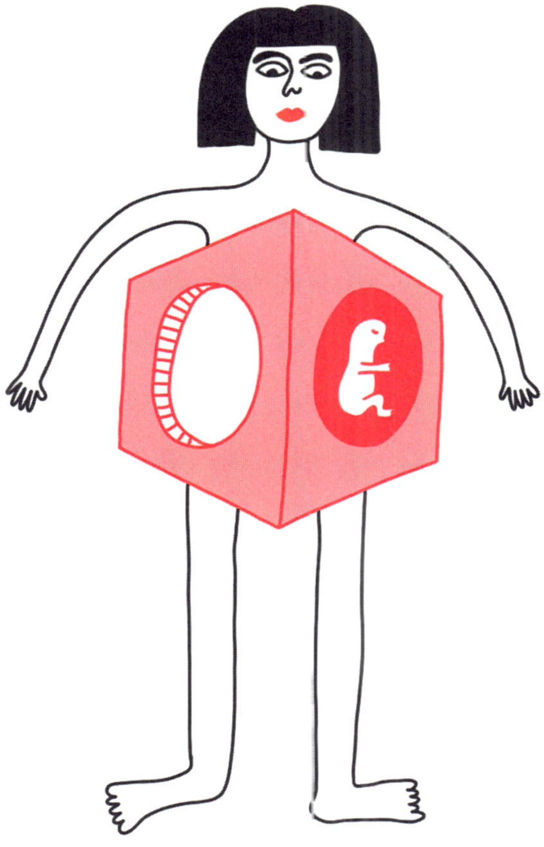

… WENN WIR DIE KISTE NICHT ÖFFNEN, KANN DIE KATZE GLEICHZEITIG LEBENDIG UND TOT SEIN.

WIR STEHEN DAS GEMEINSAM DURCH …

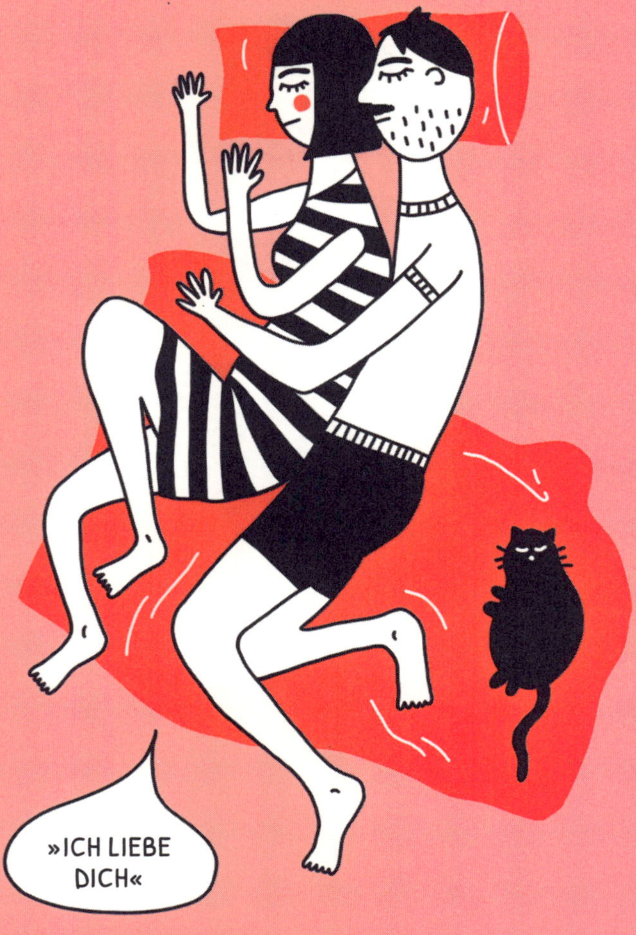

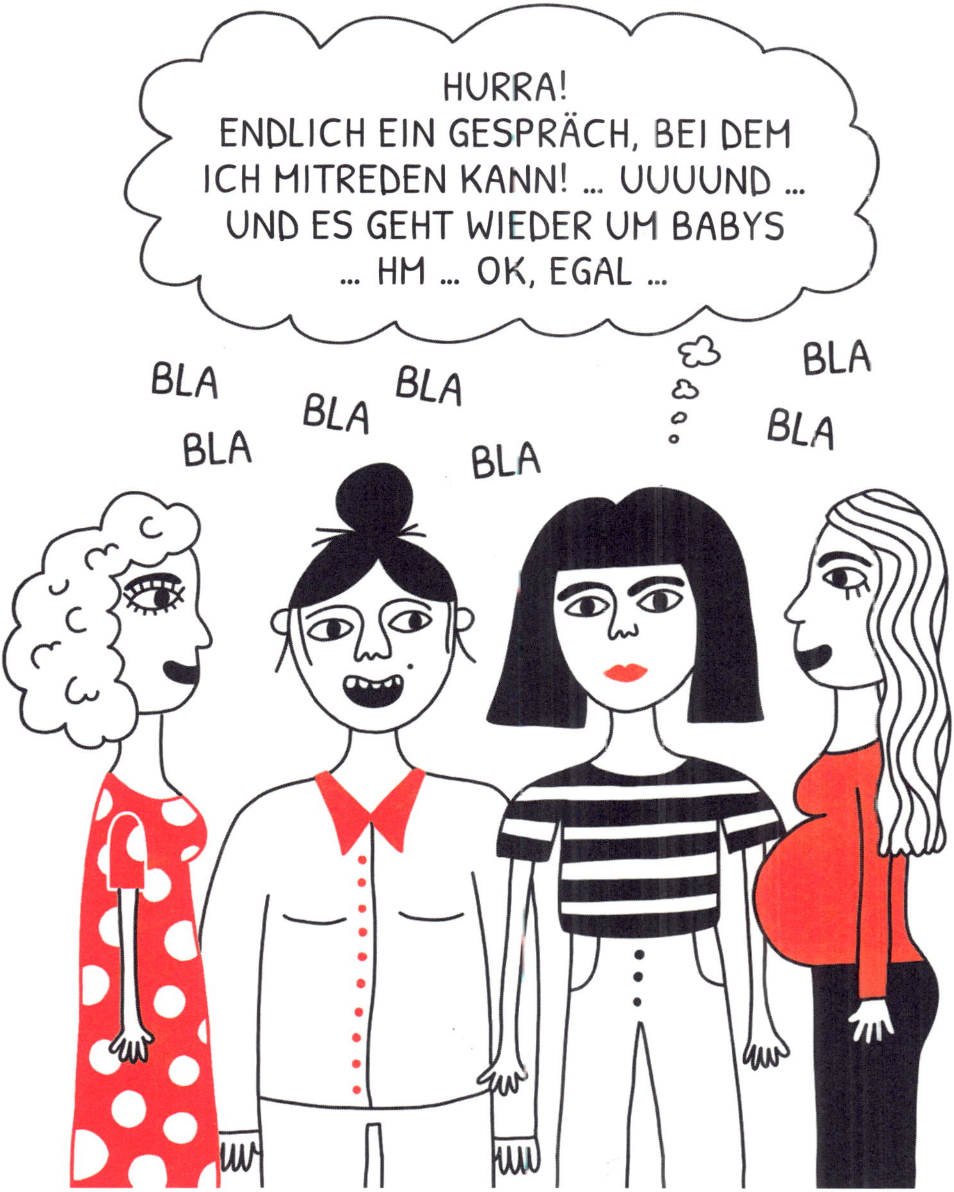
HURRA!
ENDLICH EIN GESPRÄCH, BEI DEM ICH MITREDEN KANN! ... UUUUND ... ... UND ES GEHT WIEDER UM BABYS ... HM ... OK, EGAL ...
BLA
BLA
BLA
BLA
BLA
BLA
BLA

ZWEI WOCHEN SPÄTER:
WARUM HAT ES NICHT GEKLAPPT?

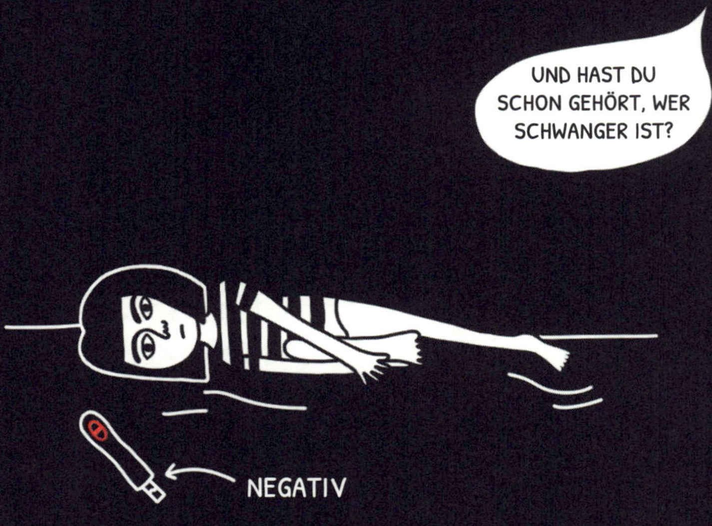

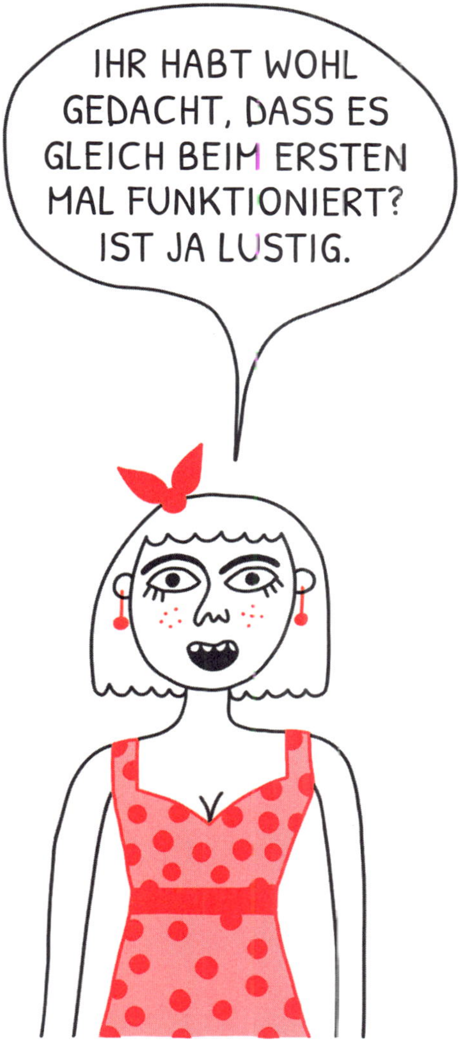
IHR HABT WOHL GEDACHT, DASS ES GLEICH BEIM ERSTEN MAL FUNKTIONIERT? IST JA LUSTIG.

UND SO BEGANN FÜR UNS EIN ENDLOSER KREISLAUF WEITERER VERSUCHE.

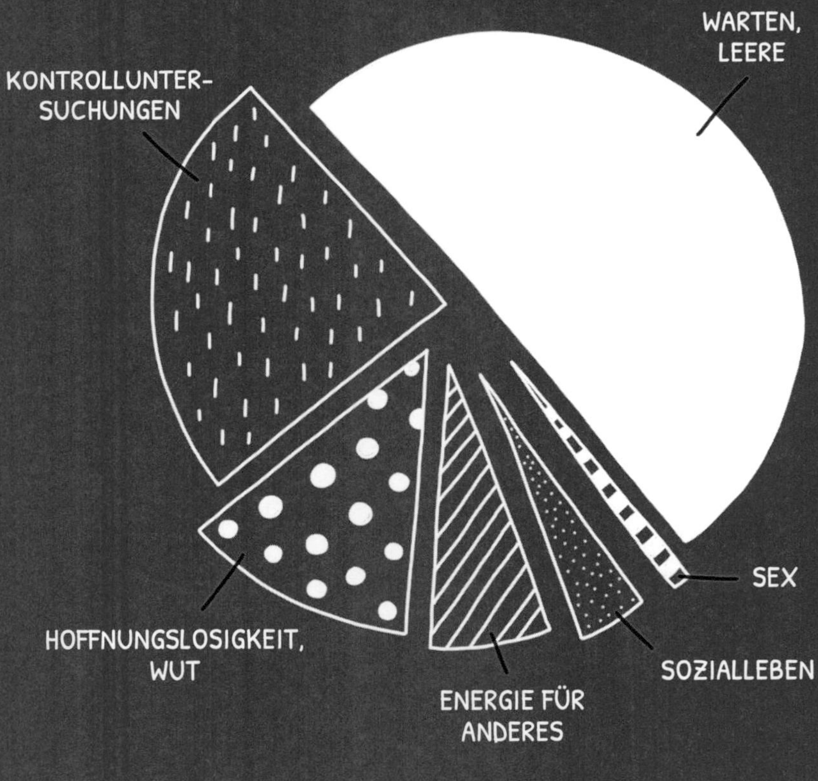

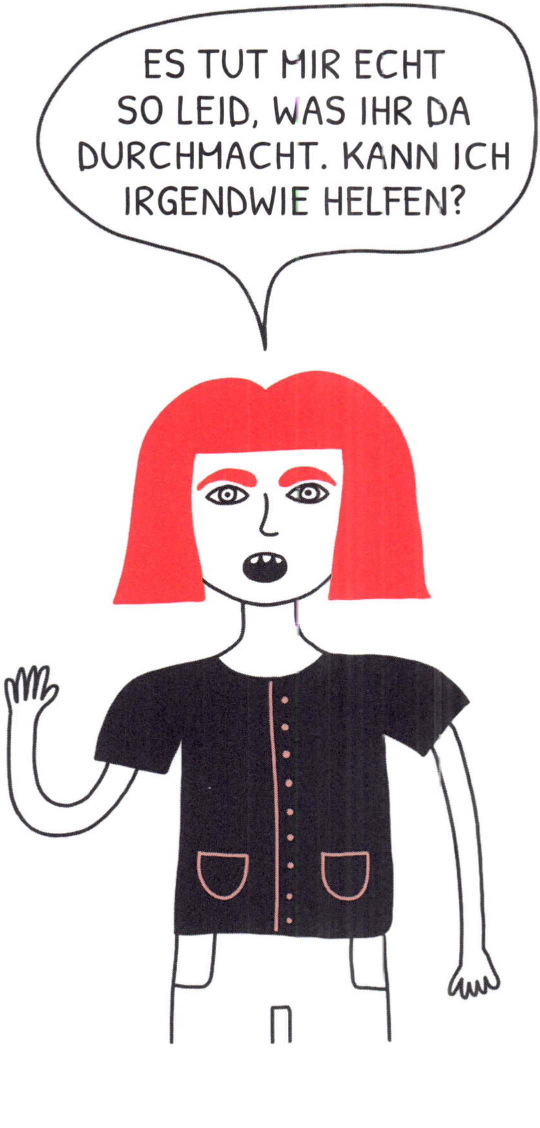
ES TUT MIR ECHT SO LEID, WAS IHR DA DURCHMACHT. KANN ICH IRGENDWIE HELFEN?

IN DER KLINIK

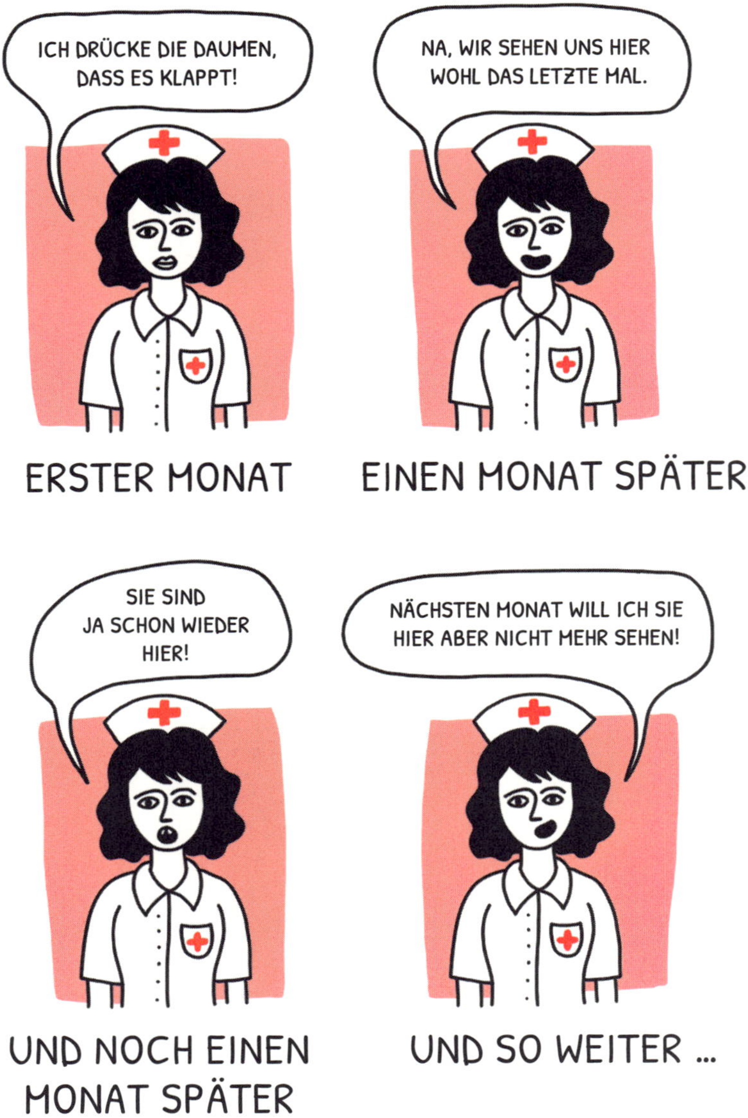
ICH DRÜCKE DIE DAUMEN, DASS ES KLAPPT!
ERSTER MONAT
NA, WIR SEHEN UNS HIER WOHL DAS LETZTE MAL.
EINEN MONAT SPÄTER
SIE SIND JA SCHON WIEDER HIER!
UND NOCH EINEN MONAT SPÄTER
NÄCHSTEN MONAT WILL ICH SIE HIER ABER NICHT MEHR SEHEN!
UND SO WEITER ...

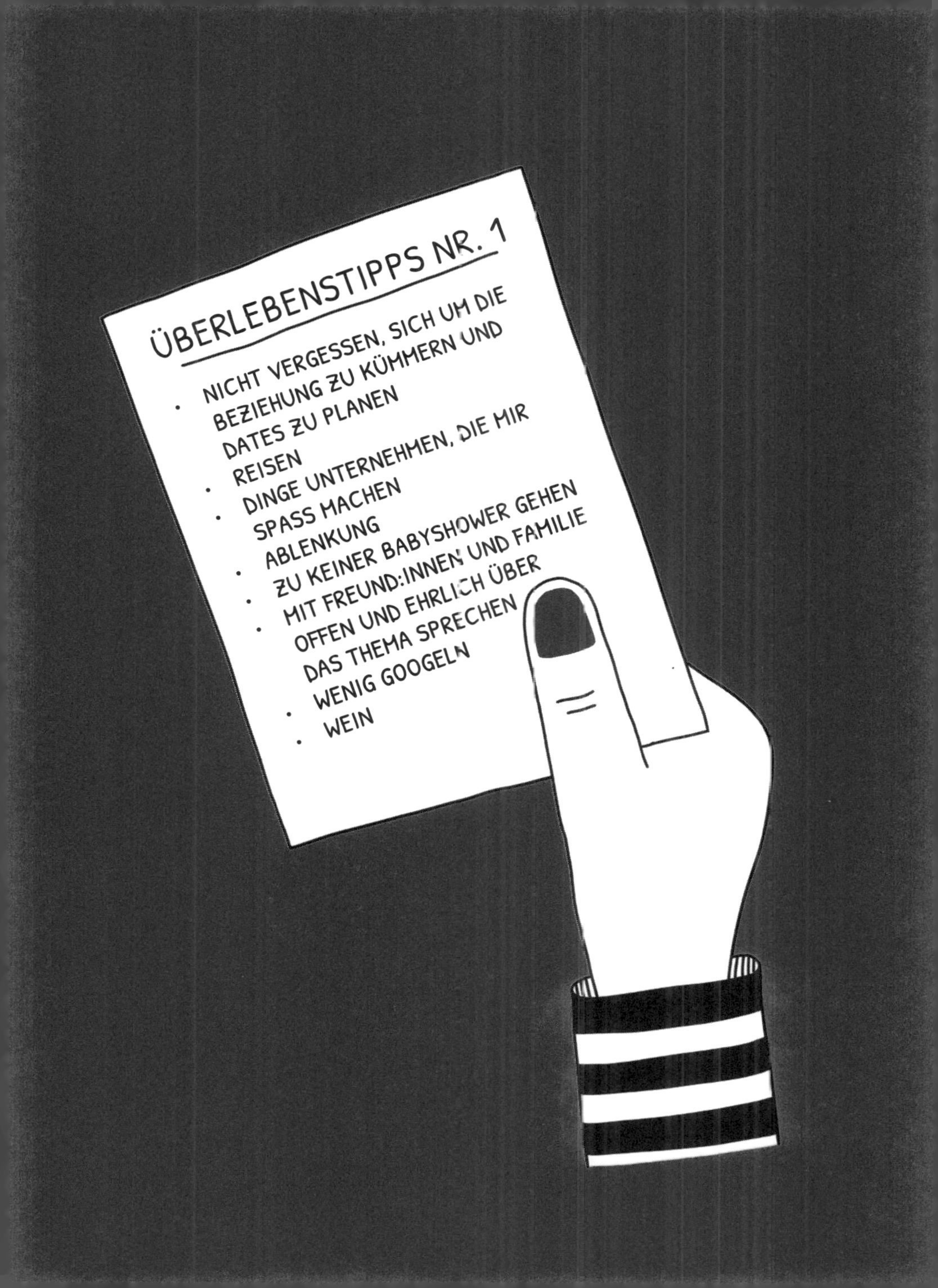
ÜBERLEBENSTIPPS NR. 1
• NICHT VERGESSEN, SICH UM DIE BEZIEHUNG ZU KÜMMERN UND DATES ZU PLANEN
• REISEN
• DINGE UNTERNEHMEN, DIE MIR SPASS MACHEN
• ABLENKUNG
• ZU KEINER BABYSHOWER GEHEN
• MIT FREUND:INNEN UND FAMILIE OFFEN UND EHRLICH ÜBER DAS THEMA SPRECHEN
• WENIG GOOGELN
• WEIN

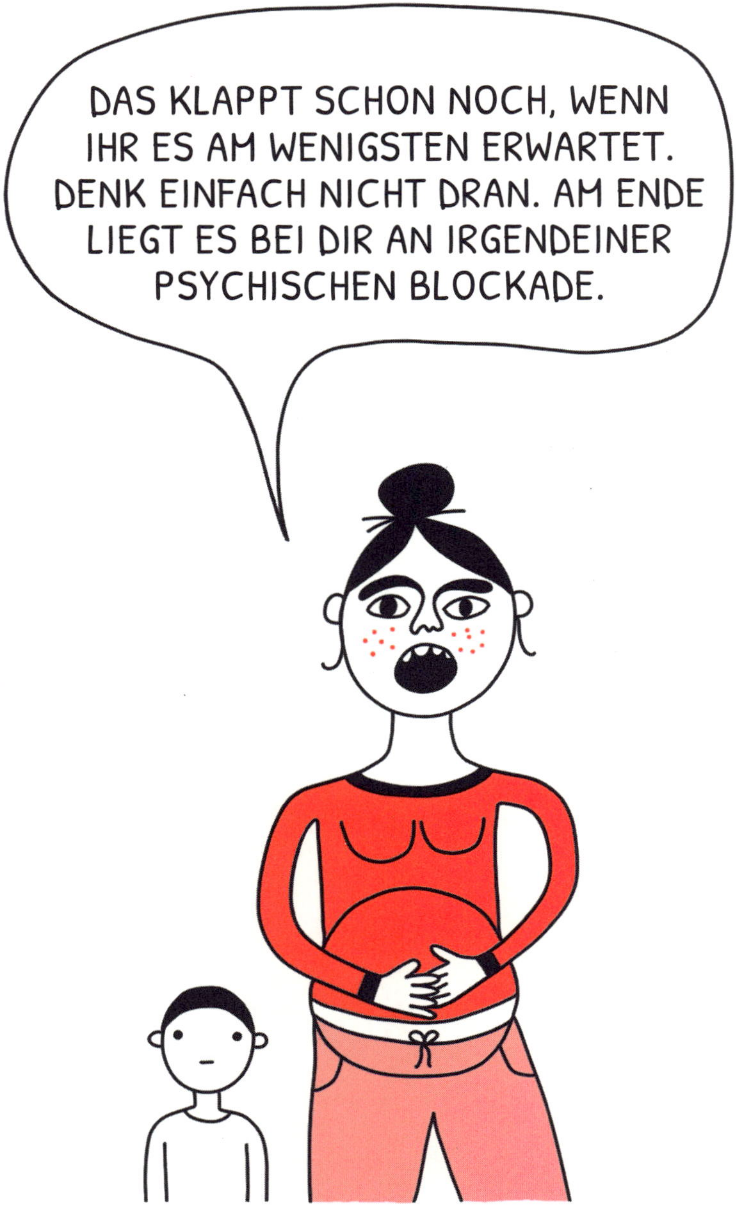
DAS KLAPPT SCHON NOCH, WENN IHR ES AM WENIGSTEN ERWARTET. DENK EINFACH NICHT DRAN. AM ENDE LIEGT ES BEI DIR AN IRGENDEINER PSYCHISCHEN BLOCKADE.

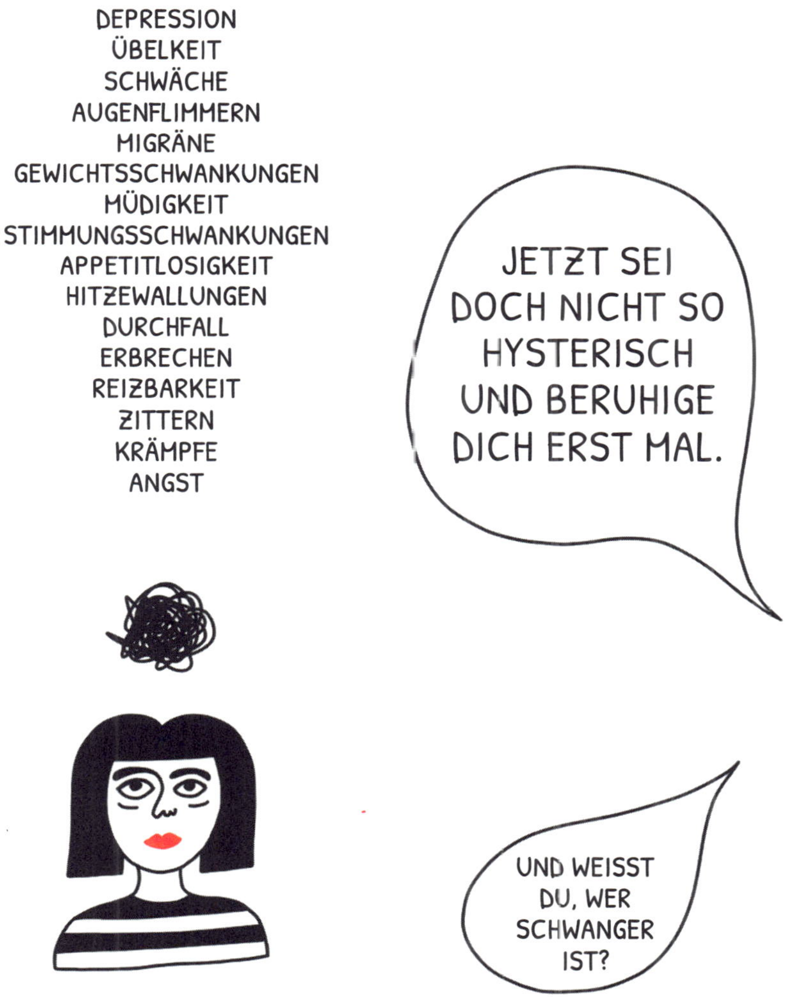
DEPRESSION
ÜBELKEIT
SCHWÄCHE
AUGENFLIMMERN
MIGRÄNE
GEWICHTSSCHWANKUNGEN
MÜDIGKEIT
STIMMUNGSSCHWANKUNGEN
APPETITLOSIGKEIT
HITZEWALLUNGEN
DURCHFALL
ERBRECHEN
REIZBARKEIT
ZITTERN
KRÄMPFE
ANGST
JETZT SEI DOCH NICHT SO HYSTERISCH UND BERUHIGE DICH ERST MAL.
UND WEISST DU, WER SCHWANGER IST?

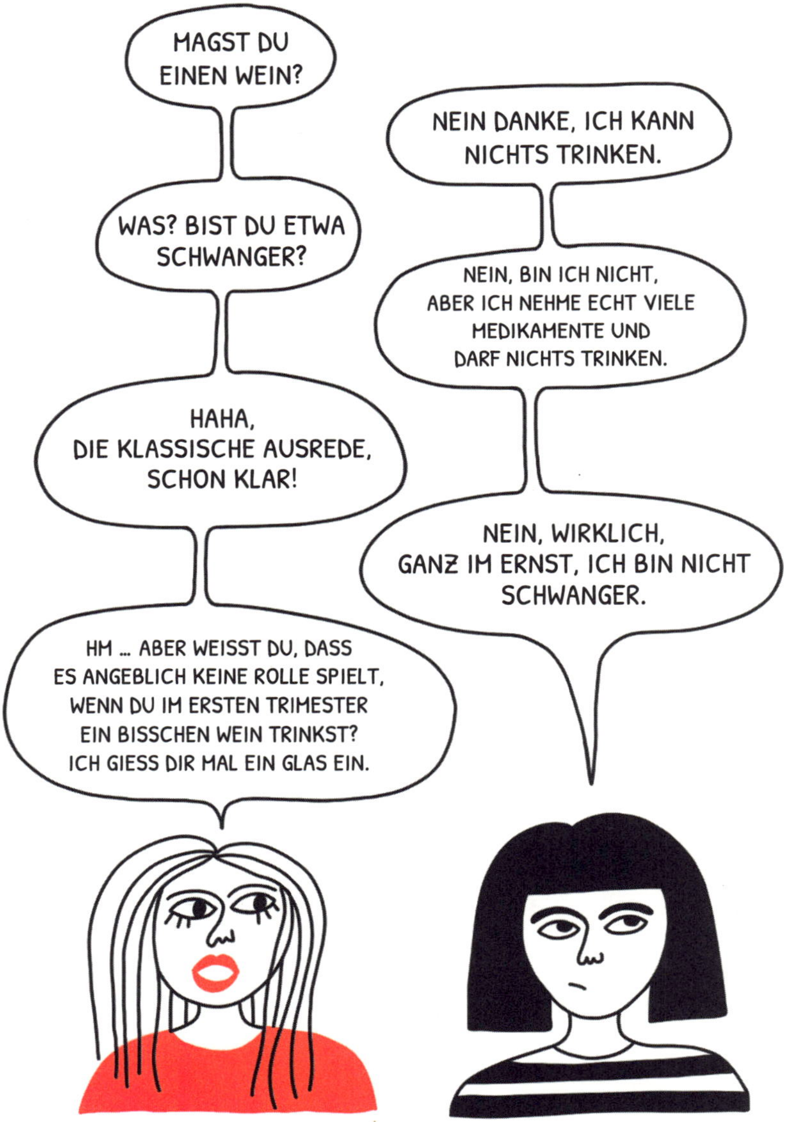
MAGST DU EINEN WEIN?
NEIN DANKE, ICH KANN NICHTS TRINKEN.
WAS? BIST DU ETWA SCHWANGER?
NEIN, BIN ICH NICHT, ABER ICH NEHME ECHT VIELE MEDIKAMENTE UND DARF NICHTS TRINKEN.
HAHA, DIE KLASSISCHE AUSREDE, SCHON KLAR!
NEIN, WIRKLICH, GANZ IM ERNST, ICH BIN NICHT SCHWANGER.
HM ... ABER WEISST DU, DASS ES ANGEBLICH KEINE ROLLE SPIELT, WENN DU IM ERSTEN TRIMESTER EIN BISSCHEN WEIN TRINKST? ICH GIESS DIR MAL EIN GLAS EIN.

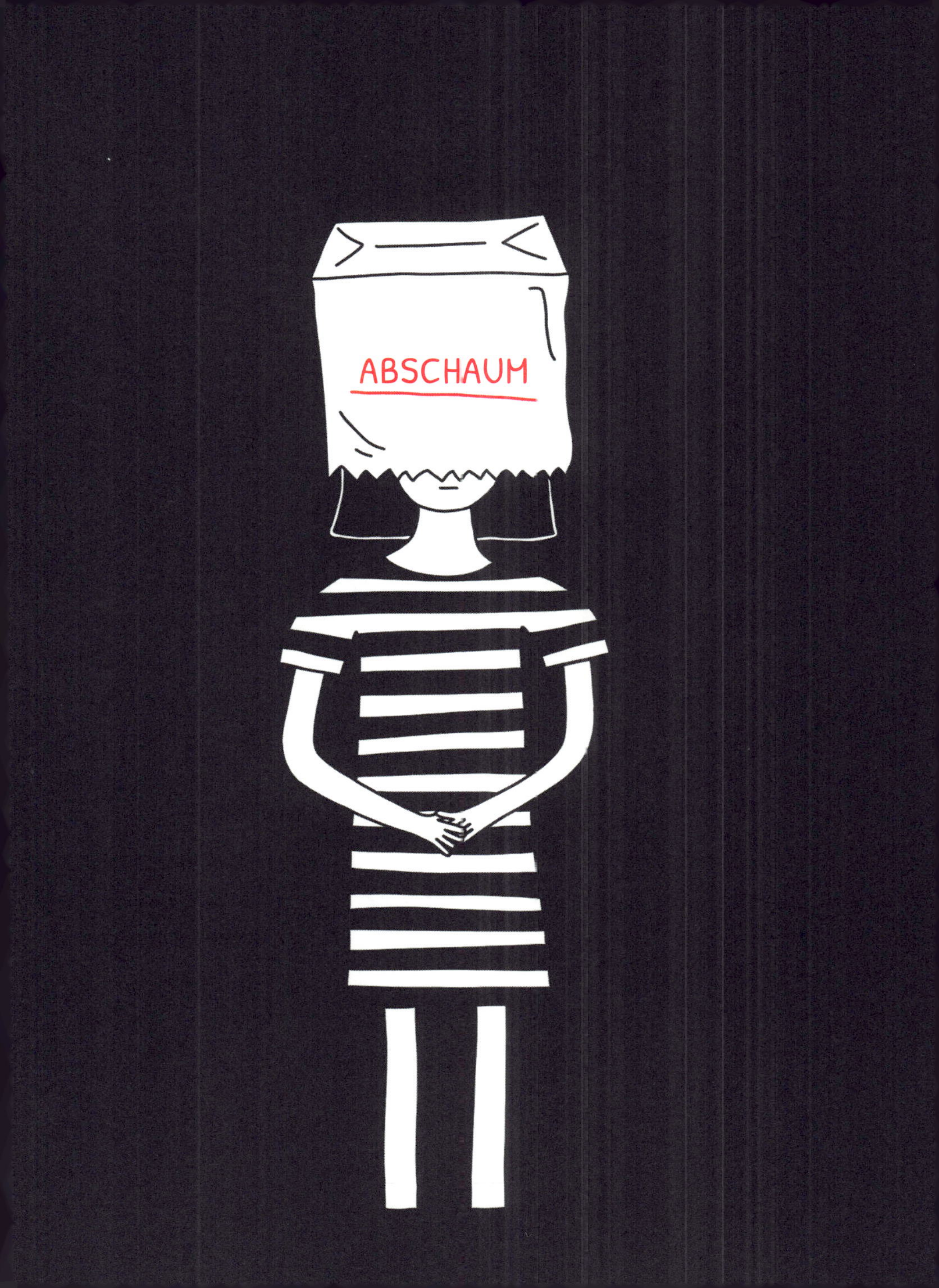
ABSCHAUM

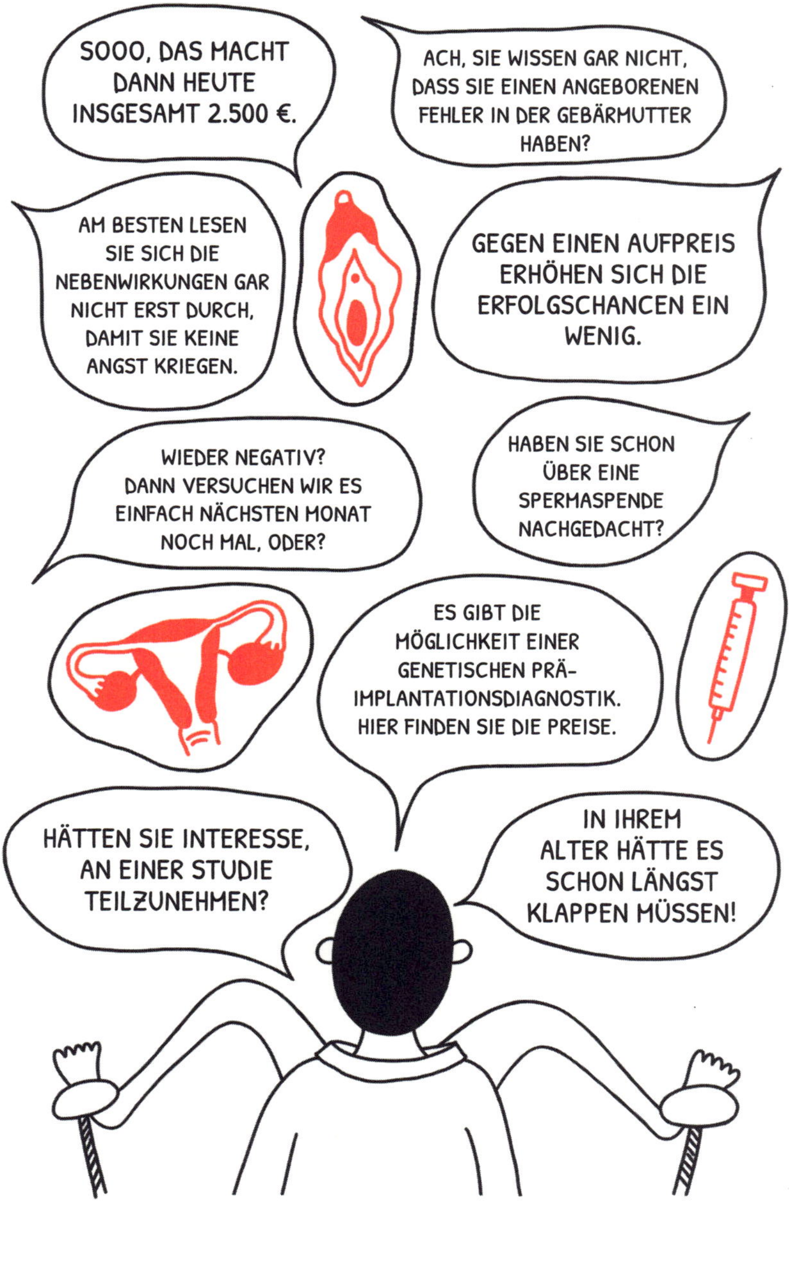
SOOO, DAS MACHT DANN HEUTE INSGESAMT 2.500 €.
ACH, SIE WISSEN GAR NICHT, DASS SIE EINEN ANGEBORENEN FEHLER IN DER GEBÄRMUTTER HABEN?
AM BESTEN LESEN SIE SICH DIE NEBENWIRKUNGEN GAR NICHT ERST DURCH, DAMIT SIE KEINE ANGST KRIEGEN.
GEGEN EINEN AUFPREIS ERHÖHEN SICH DIE ERFOLGSCHANCEN EIN WENIG.
WIEDER NEGATIV? DANN VERSUCHEN WIR ES EINFACH NÄCHSTEN MONAT NOCH MAL, ODER?
HABEN SIE SCHON ÜBER EINE SPERMASPENDE NACHGEDACHT?
ES GIBT DIE MÖGLICHKEIT EINER GENETISCHEN PRÄ-IMPLANTATIONSDIAGNOSTIK. HIER FINDEN SIE DIE PREISE.
HÄTTEN SIE INTERESSE, AN EINER STUDIE TEILZUNEHMEN?
IN IHREM ALTER HÄTTE ES SCHON LÄNGST KLAPPEN MÜSSEN!

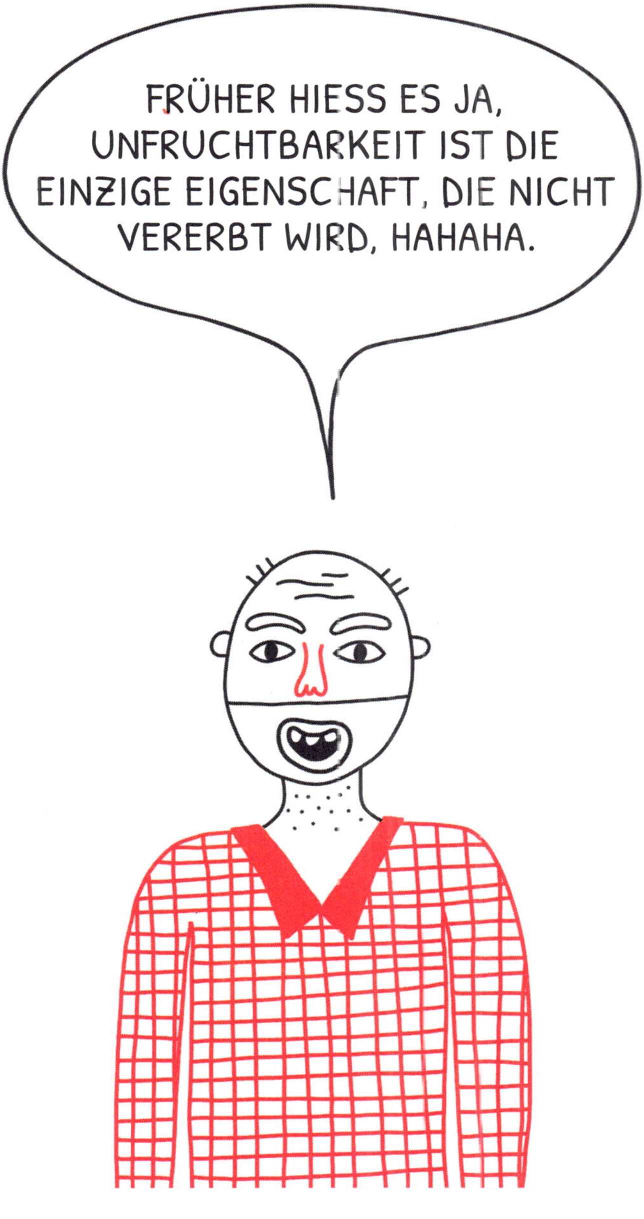
FRÜHER HIESS ES JA, UNFRUCHTBARKEIT IST DIE EINZIGE EIGENSCHAFT, DIE NICHT VERERBT WIRD, HAHAHA.

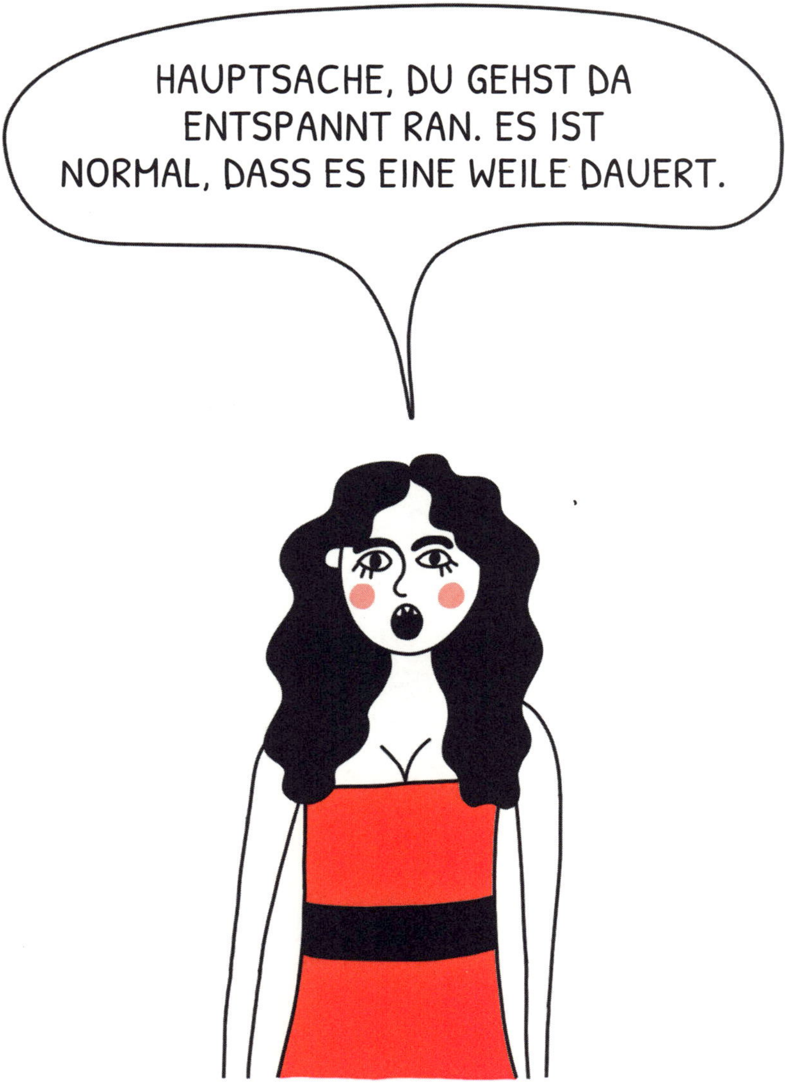
HAUPTSACHE, DU GEHST DA ENTSPANNT RAN. ES IST NORMAL, DASS ES EINE WEILE DAUERT.

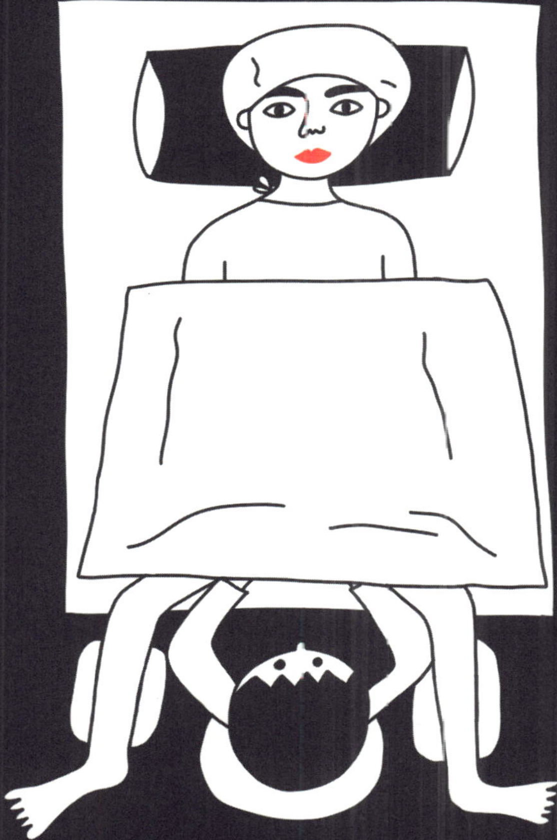

DAS HIER IST NICHT NORMAL. DAS IST DAS GEGENTEIL VON NORMAL.

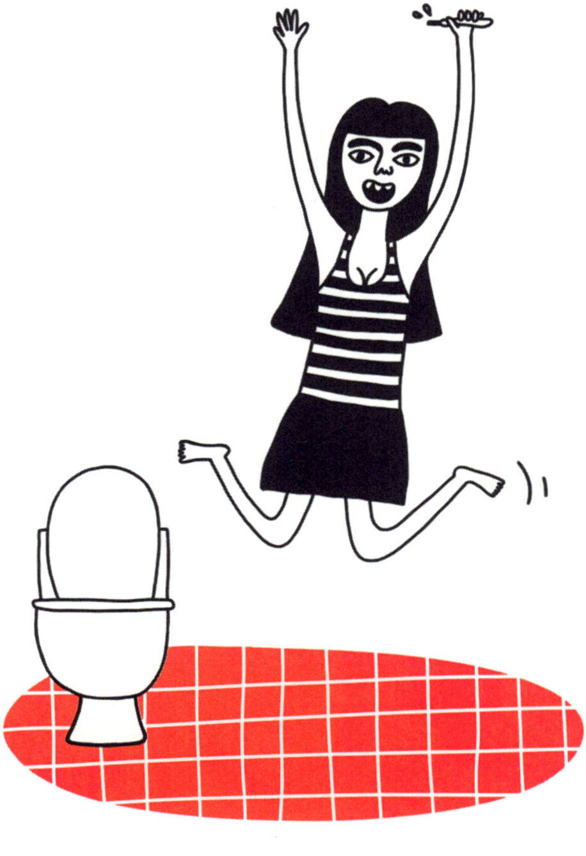

EIN NEGATIVER SCHWANGERSCHAFTSTEST
VOR ZEHN JAHREN

WARUM HAT ES NICHT FUNKTIONIERT? WIR HABEN ALLES GETAN, WAS WIR KONNTEN. WIR HABEN ALLES MÖGLICHE VERSUCHT. LAUT ÄRZT:INNEN WAR ALLES IDEAL. ABER ES ENDET IMMER GLEICH, IMMER MIT ENTTÄUSCHUNG UND SCHMERZ. WARUM HAT ES MEIN KÖRPER NICHT ANGENOMMEN?

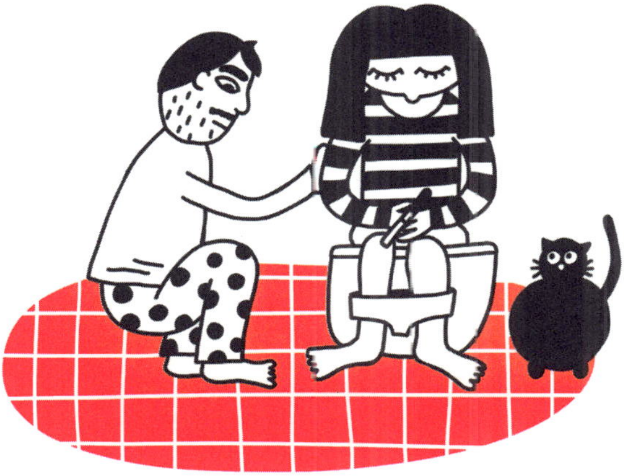

EIN NEGATIVER SCHWANGERSCHAFTSTEST
JETZT

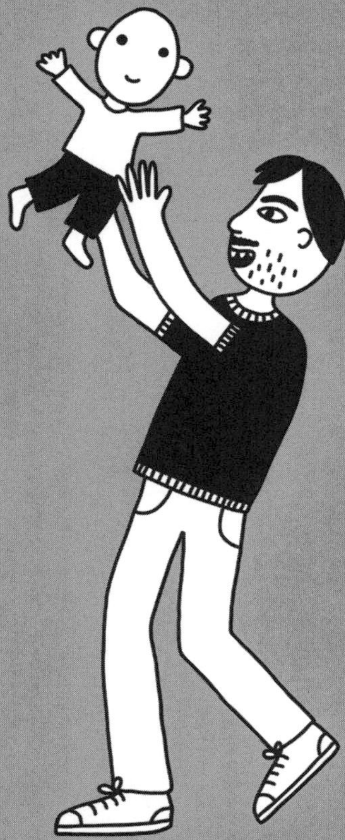

DU WEISST, DASS ER EIN GUTER
VATER WÄRE, UND ES TUT WEH, DASS ER DAS
NICHT SEIN KANN.

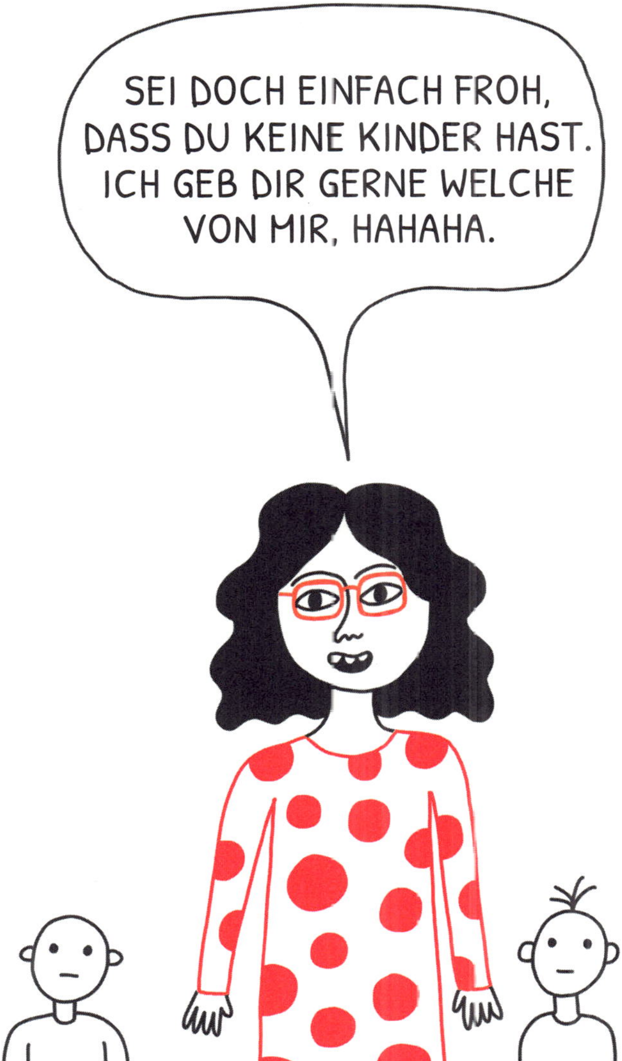
SEI DOCH EINFACH FROH, DASS DU KEINE KINDER HAST. ICH GEB DIR GERNE WELCHE VON MIR, HAHAHA.

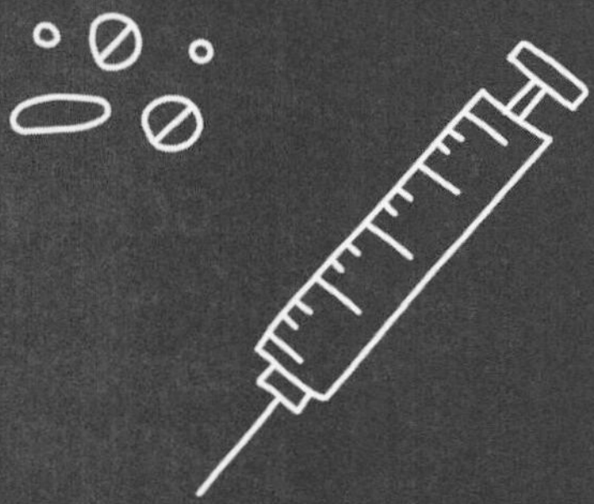

MANCHMAL FÜHLT ES SICH AN, ALS WÜRDE MAN FESTSTECKEN, SO WIE IN »UND TÄGLICH GRÜSST DAS MURMELTIER«. EIGENTLICH WARTET MAN NUR DARAUF, DASS DAS NORMALE LEBEN WIEDER BEGINNT.
MAN VERSUCHT, SICH ABZULENKEN UND ZU LEBEN, ABER AUS MONATEN WERDEN JAHRE UND DIESE PHASE WILL EINFACH NICHT ENDEN …

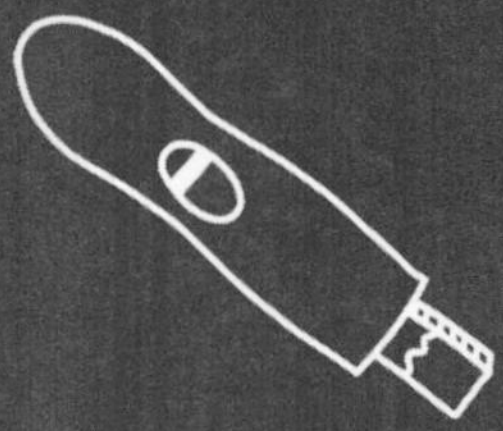

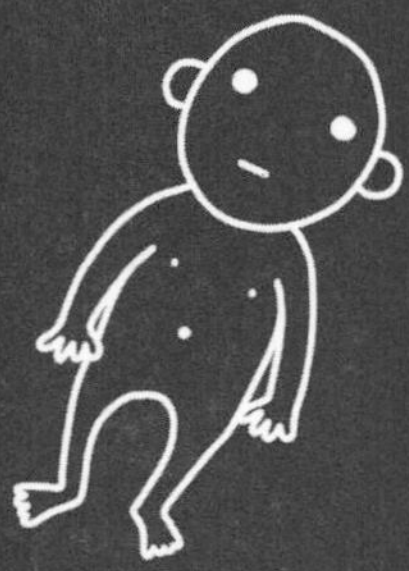

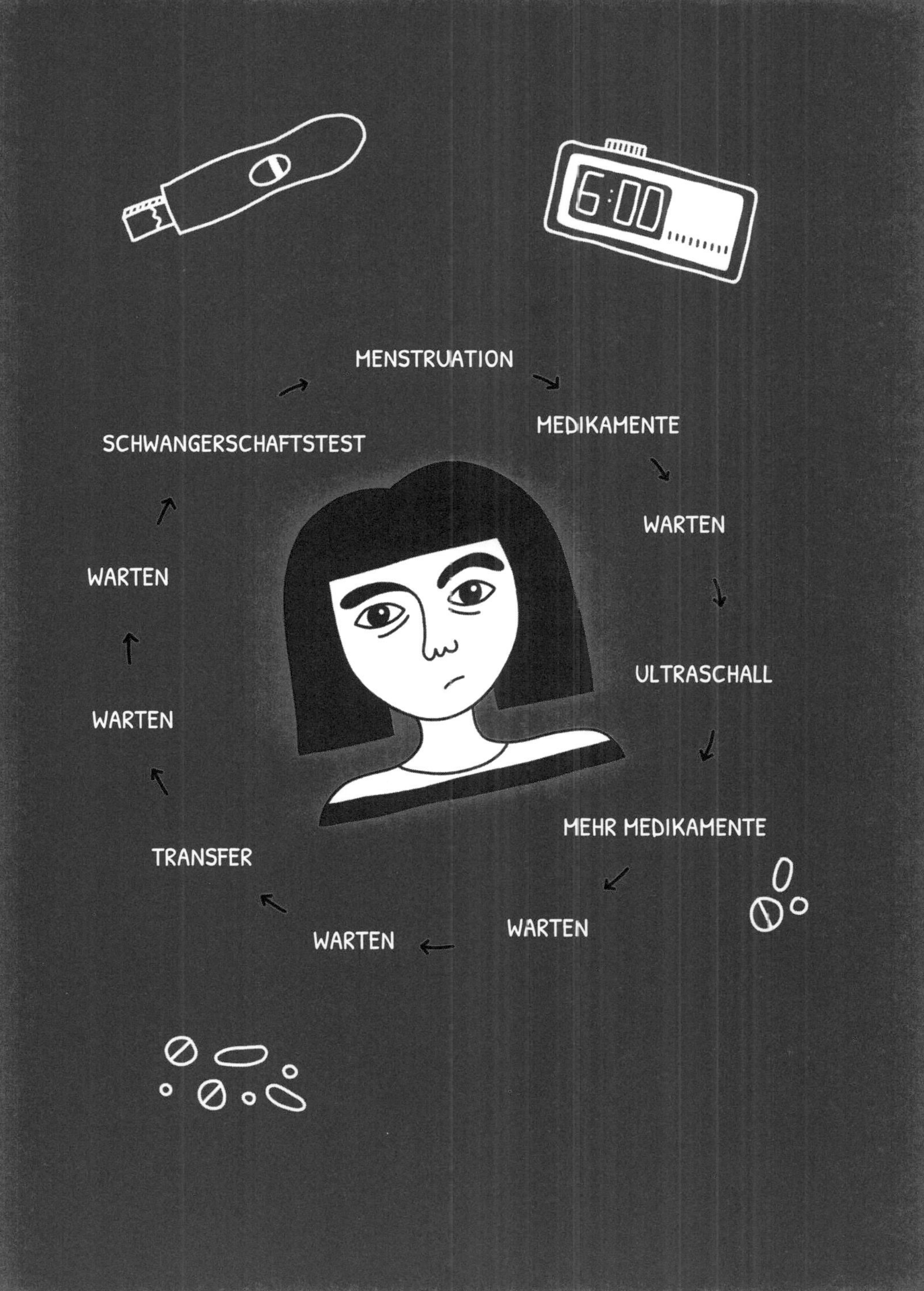
6:00
MENSTRUATION
MEDIKAMENTE
WARTEN
ULTRASCHALL
MEHR MEDIKAMENTE
WARTEN
WARTEN
TRANSFER
WARTEN
WARTEN
SCHWANGERSCHAFTSTEST

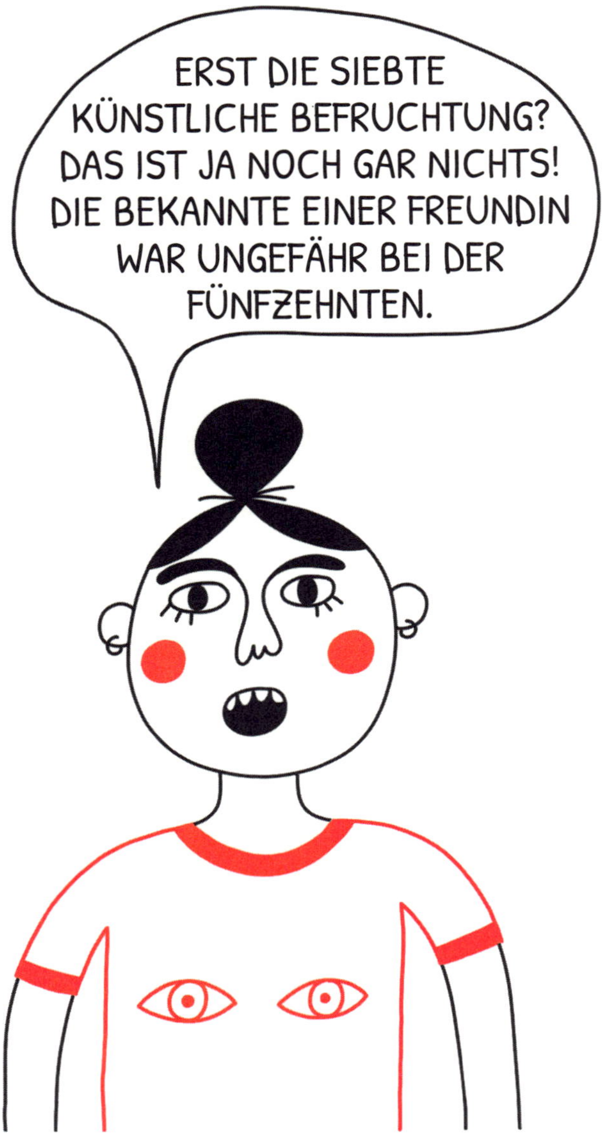
ERST DIE SIEBTE KÜNSTLICHE BEFRUCHTUNG? DAS IST JA NOCH GAR NICHTS! DIE BEKANNTE EINER FREUNDIN WAR UNGEFÄHR BEI DER FÜNFZEHNTEN.

AKUPUNKTUR – WARUM EIGENTLICH NICHT?

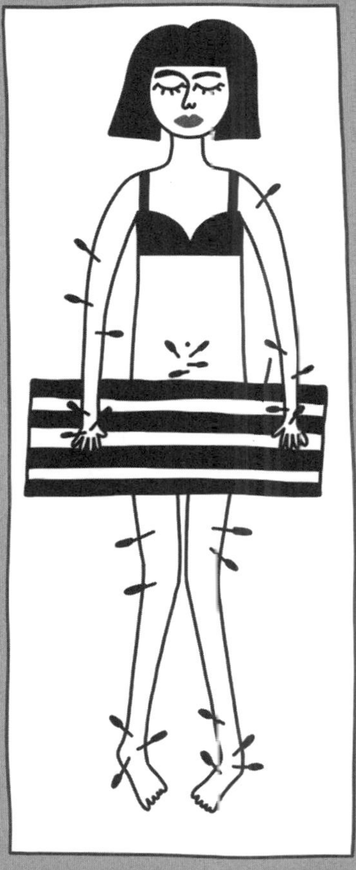

ICH SCHAUE MIR ALTE FOTOS AN
UND ERKENNE UNS NICHT WIEDER.
ALS WÄREN WIR NACH ALLEDEM GAR NICHT
MEHR WIR SELBST.

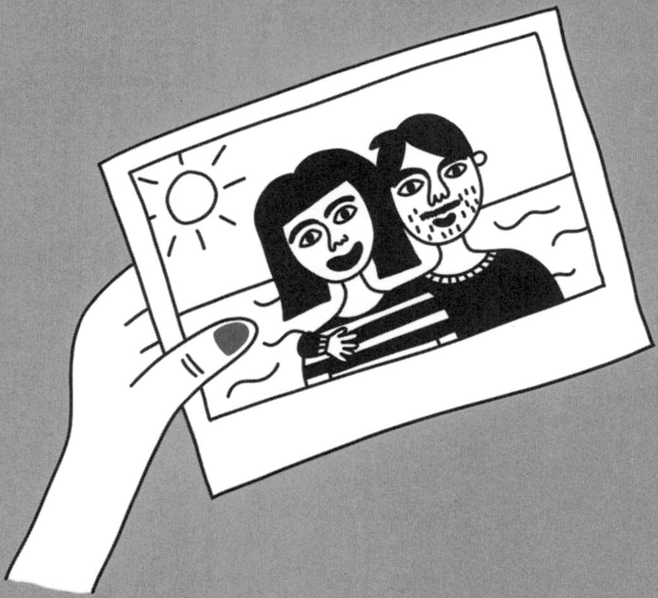

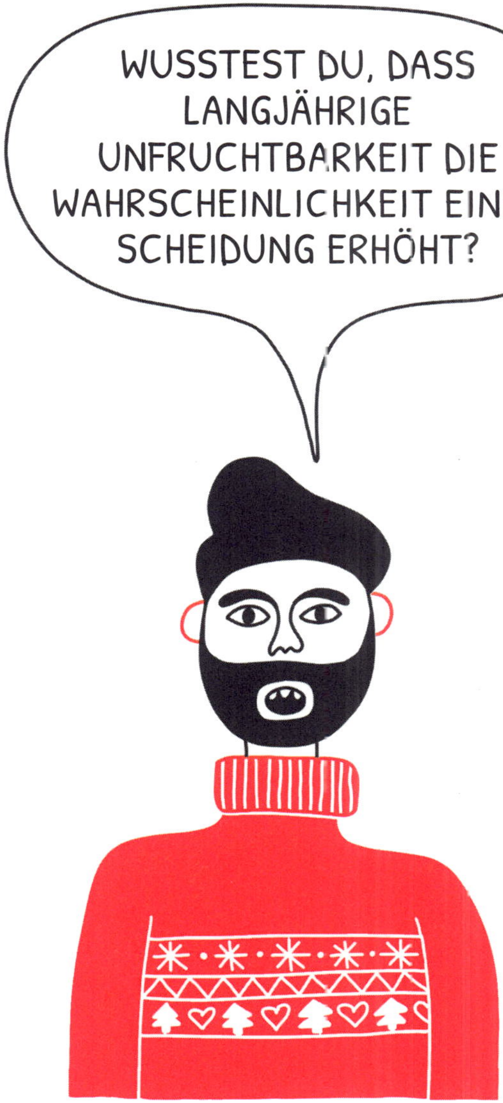
WUSSTEST DU, DASS LANGJÄHRIGE UNFRUCHTBARKEIT DIE WAHRSCHEINLICHKEIT EINER SCHEIDUNG ERHÖHT?

ZWEI LEBENSWELTEN TREFFEN AUFEINANDER

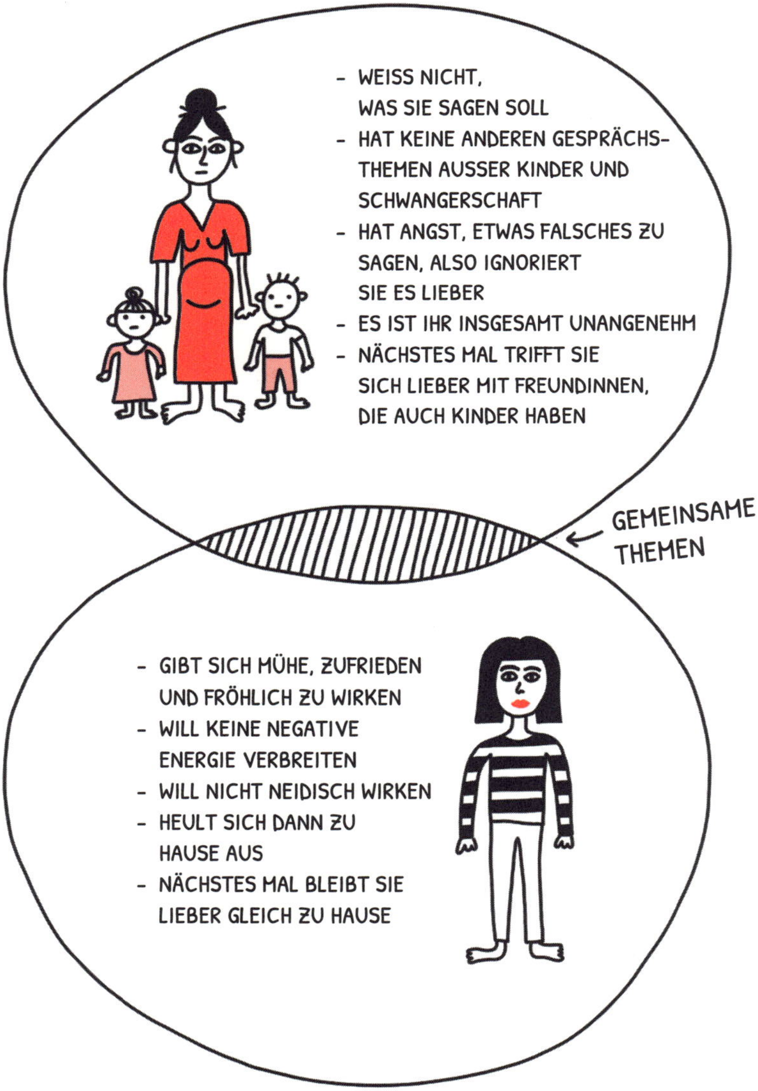

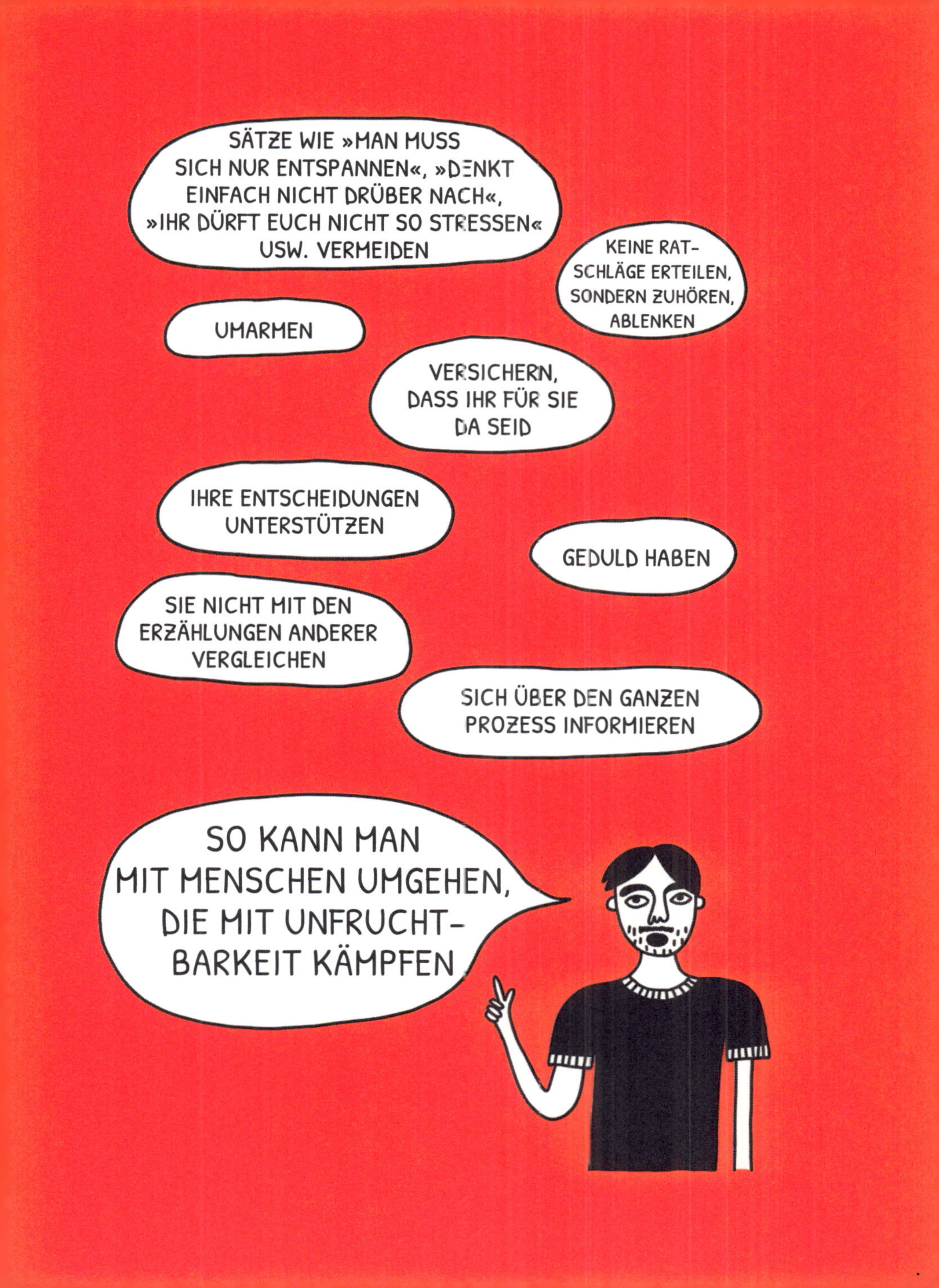
SÄTZE WIE »MAN MUSS SICH NUR ENTSPANNEN«, »DENKT EINFACH NICHT DRÜBER NACH«, »IHR DÜRFT EUCH NICHT SO STRESSEN« USW. VERMEIDEN
KEINE RATSCHLÄGE ERTEILEN, SONDERN ZUHÖREN, ABLENKEN
UMARMEN
VERSICHERN, DASS IHR FÜR SIE DA SEID
IHRE ENTSCHEIDUNGEN UNTERSTÜTZEN
GEDULD HABEN
SIE NICHT MIT DEN ERZÄHLUNGEN ANDERER VERGLEICHEN
SICH ÜBER DEN GANZEN PROZESS INFORMIEREN
SO KANN MAN MIT MENSCHEN UMGEHEN, DIE MIT UNFRUCHTBARKEIT KÄMPFEN

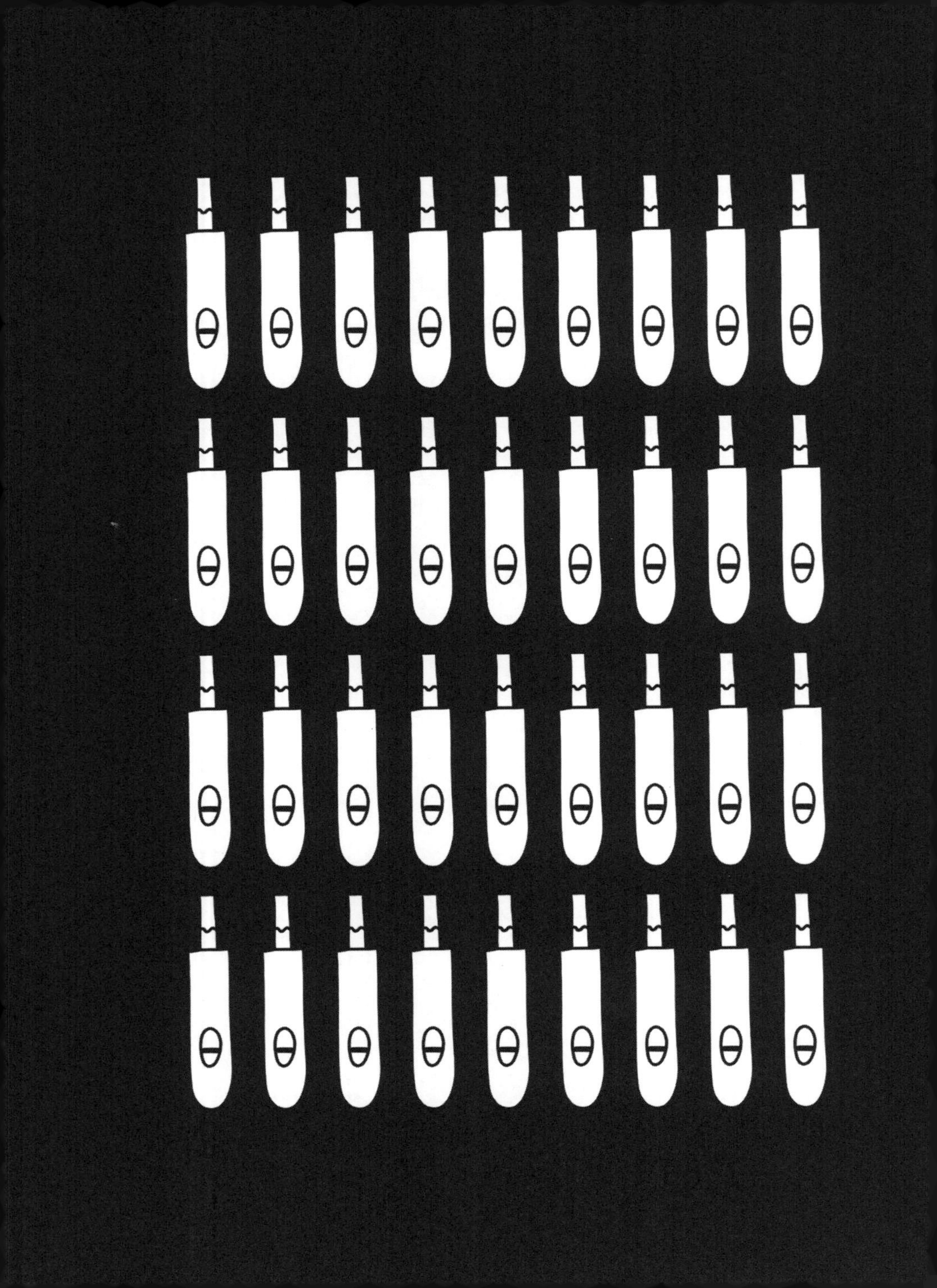

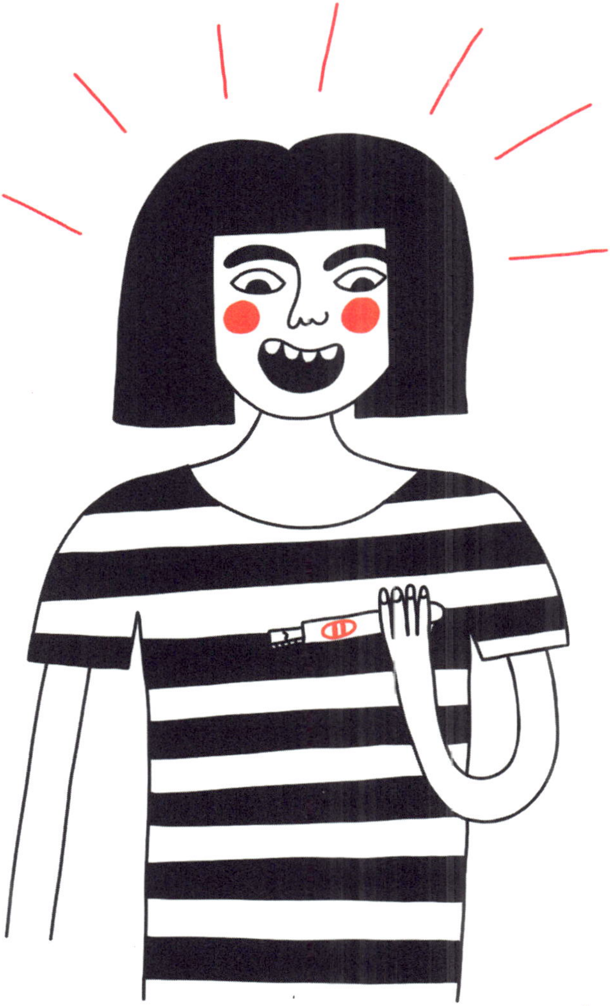

DER ERSTE POSITIVE
SCHWANGERSCHAFTSTEST MEINES LEBENS!

NACH EINER WOCHE SETZTE ABER EINE STARKE BLUTUNG EIN.

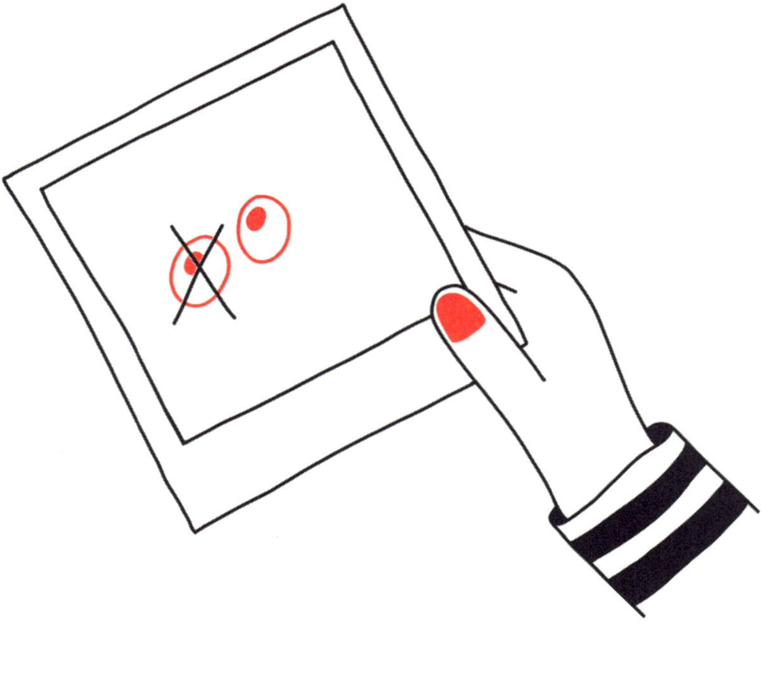

ABER WEIL ZWEI EMBRYOS EINGESETZT WURDEN, WAR DA IMMER NOCH DIE HOFFNUNG, DASS DER ZWEITE NOCH LEBTE.

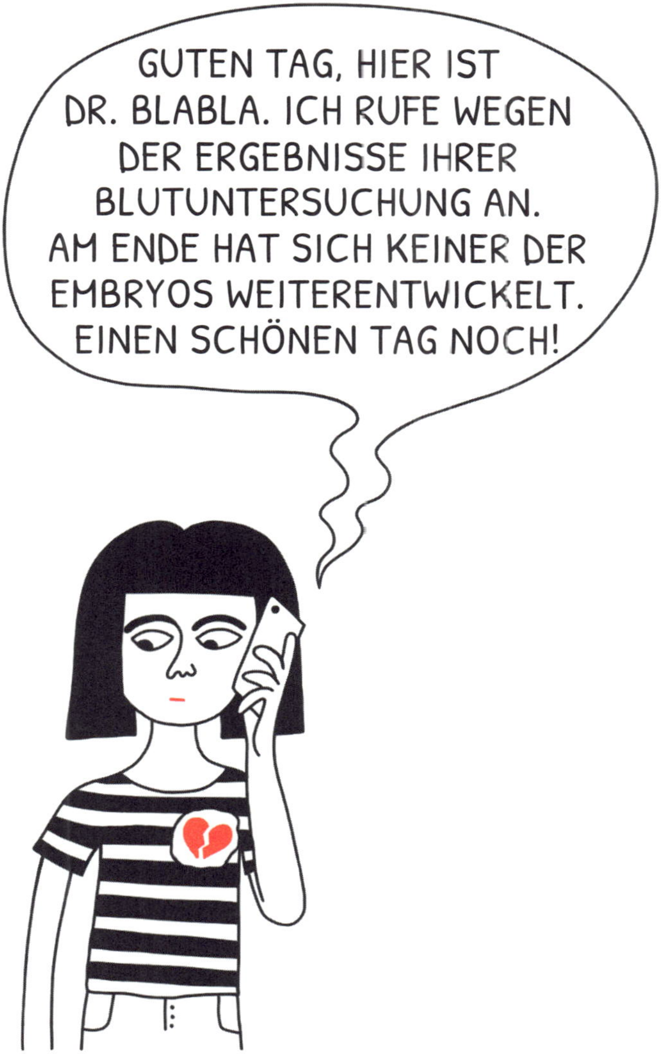
GUTEN TAG, HIER IST DR. BLABLA. ICH RUFE WEGEN DER ERGEBNISSE IHRER BLUTUNTERSUCHUNG AN. AM ENDE HAT SICH KEINER DER EMBRYOS WEITERENTWICKELT. EINEN SCHÖNEN TAG NOCH!

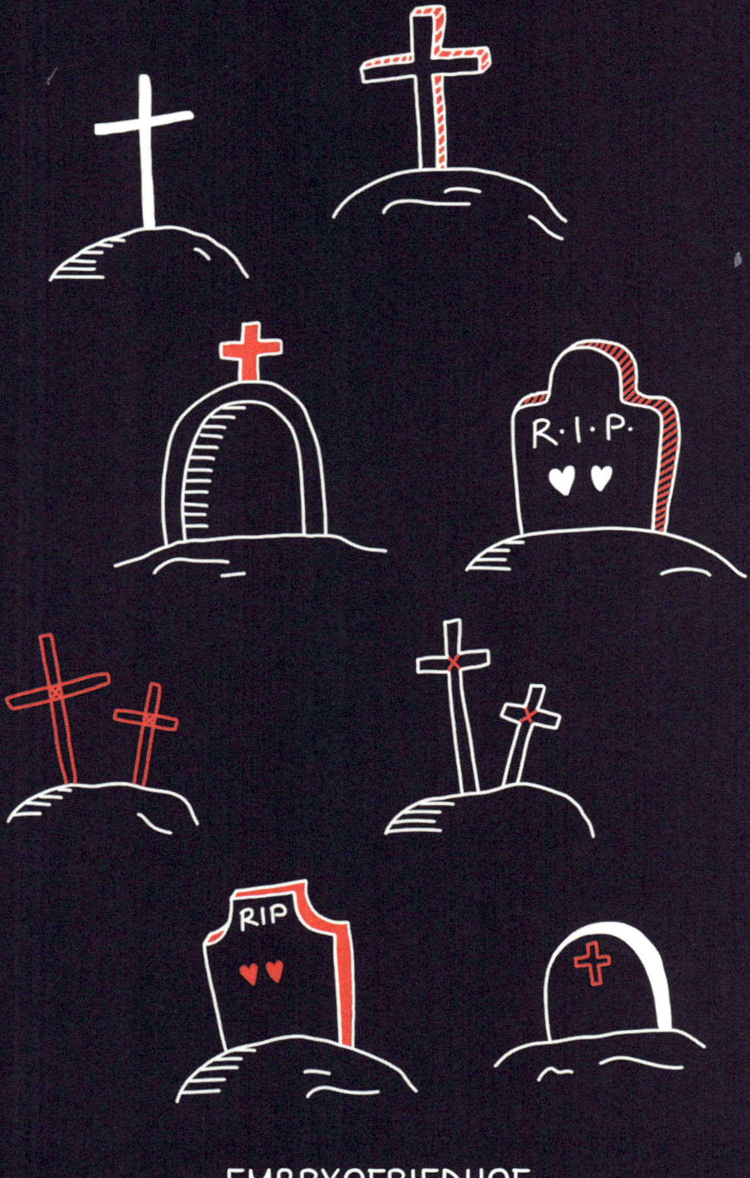

EMBRYOFRIEDHOF

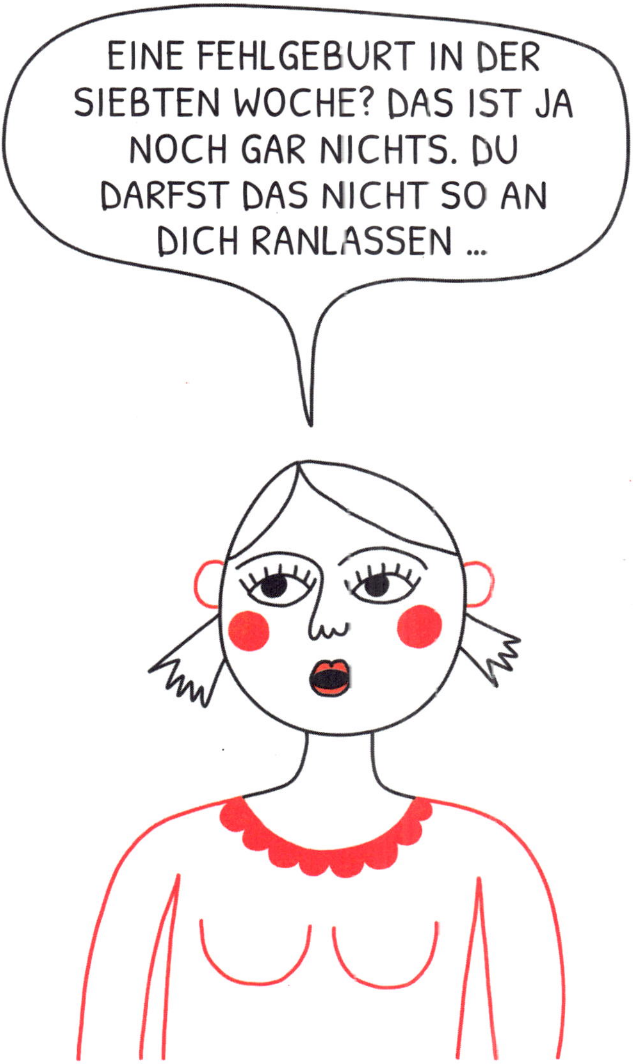
EINE FEHLGEBURT IN DER SIEBTEN WOCHE? DAS IST JA NOCH GAR NICHTS. DU DARFST DAS NICHT SO AN DICH RANLASSEN ...

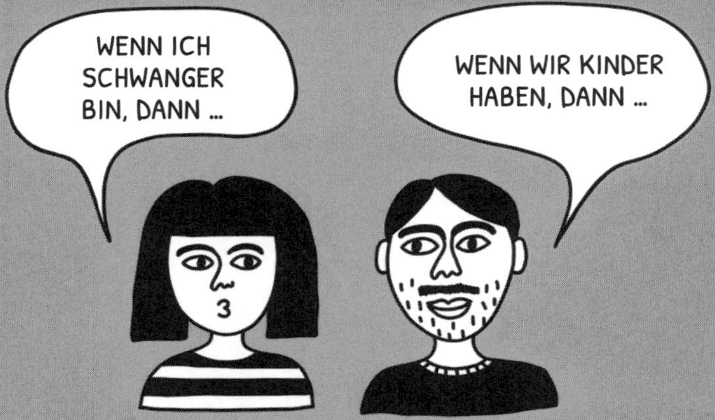
WENN ICH SCHWANGER BIN, DANN ...
WENN WIR KINDER HABEN, DANN ...

DAMALS

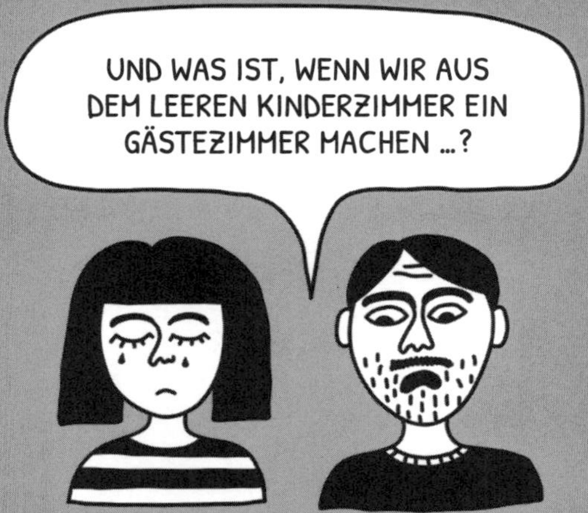
UND WAS IST, WENN WIR AUS DEM LEEREN KINDERZIMMER EIN GÄSTEZIMMER MACHEN ...?

JETZT

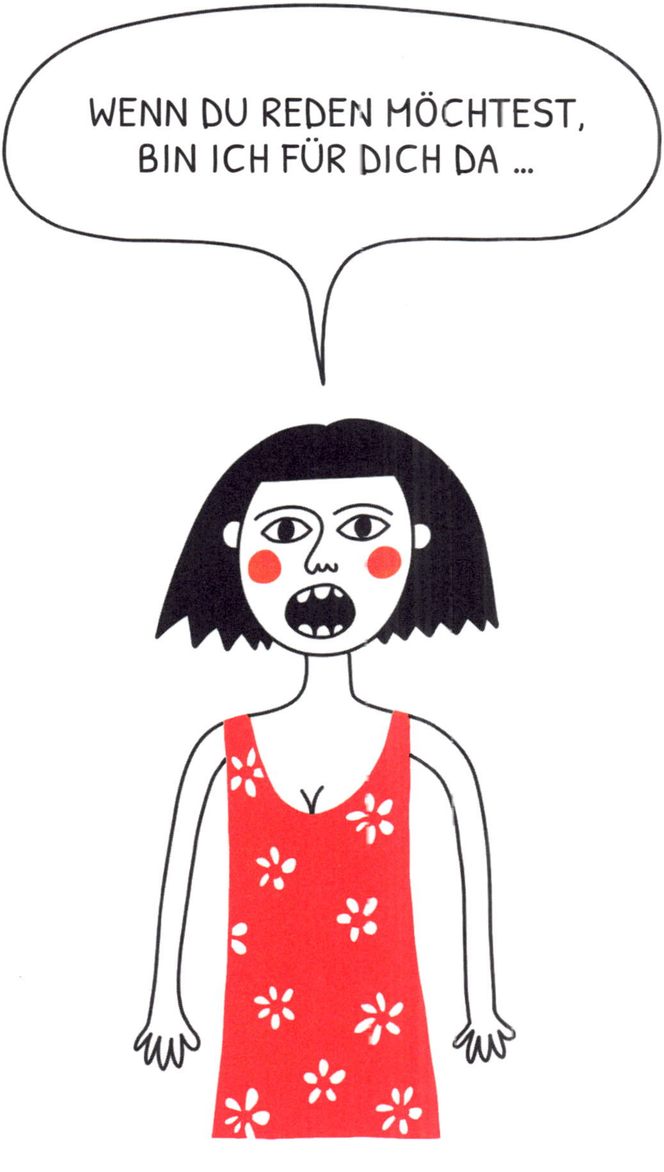
WENN DU REDEN MÖCHTEST, BIN ICH FÜR DICH DA …

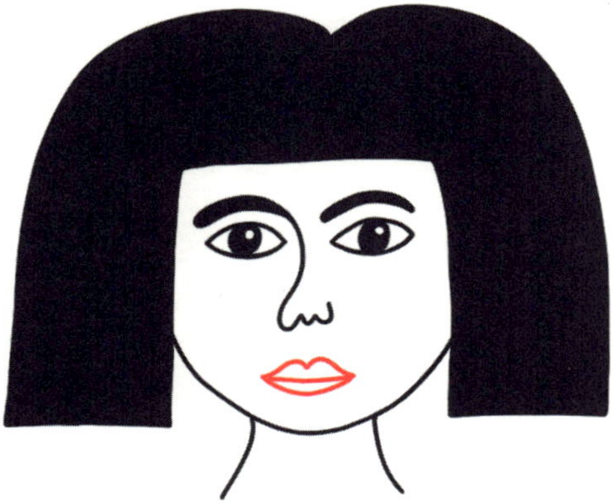

ZU BEGINN EINER
IVF-BEHANDLUNG

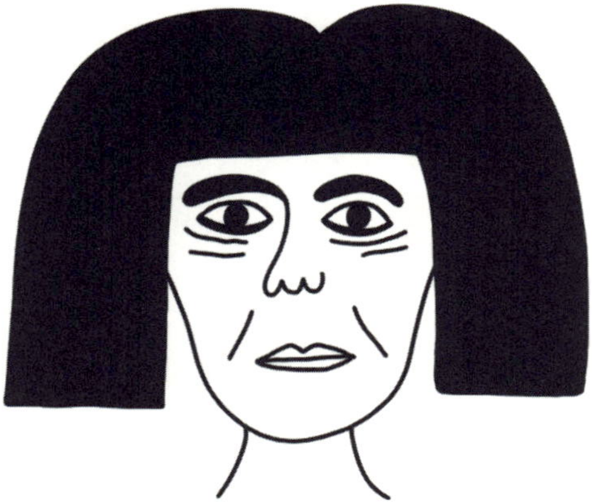

WÄHREND DER
IVF-BEHANDLUNG

STARK UND GLEICHZEITIG SCHWACH.
DAS SOLLTE DOCH ETWAS SCHÖNES SEIN …

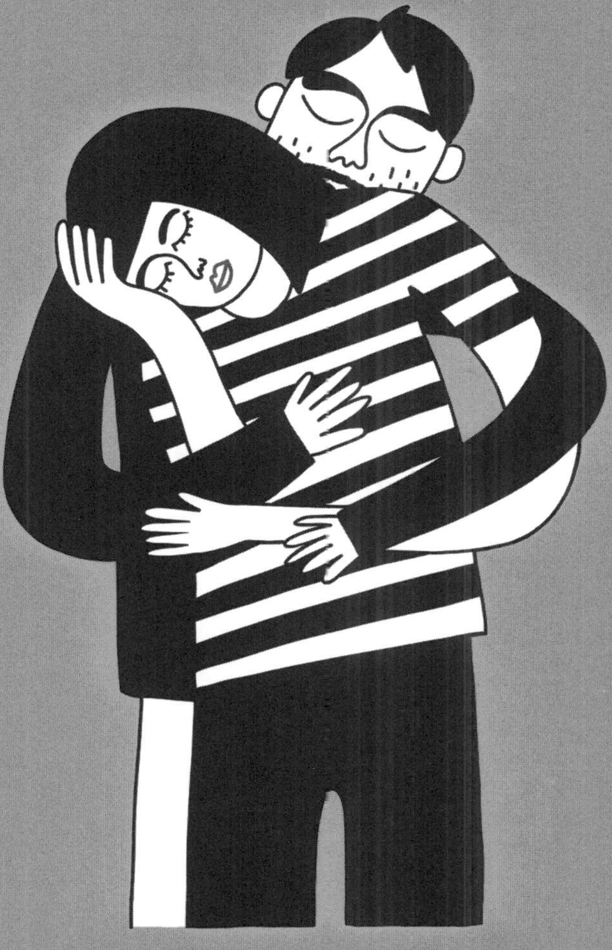

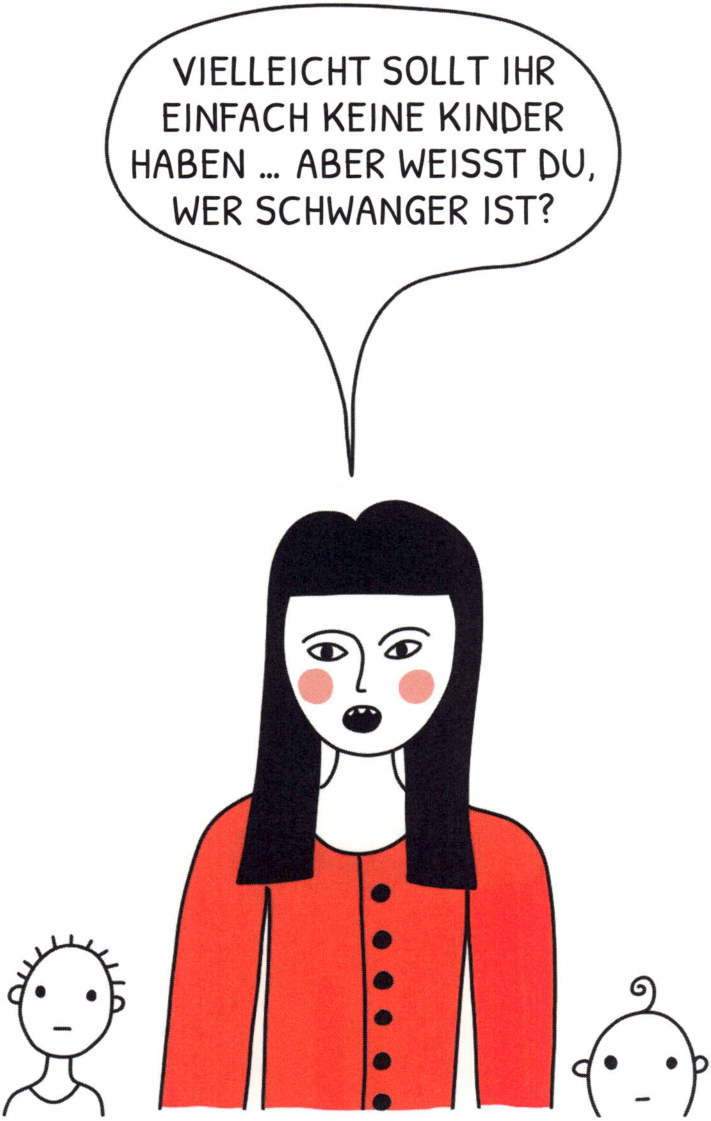
VIELLEICHT SOLLT IHR EINFACH KEINE KINDER HABEN ... ABER WEISST DU, WER SCHWANGER IST?

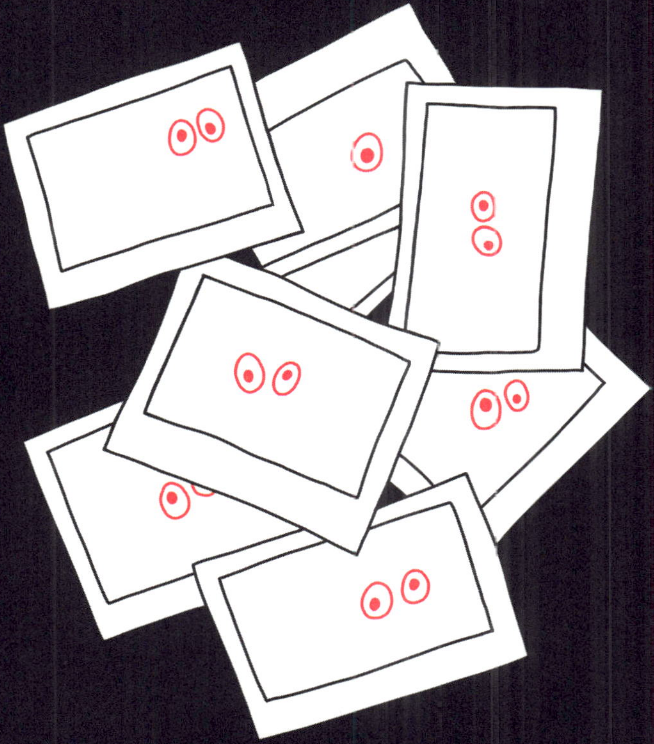

UND WÄHRENDDESSEN STAPELN SICH
SCHON DIE FOTOS VON DEN EMBRYOS NACH
JEDEM TRANSFER ...

ALS »ANDENKEN«

SO VERLÄUFT UNSERE ADVENTSZEIT ...

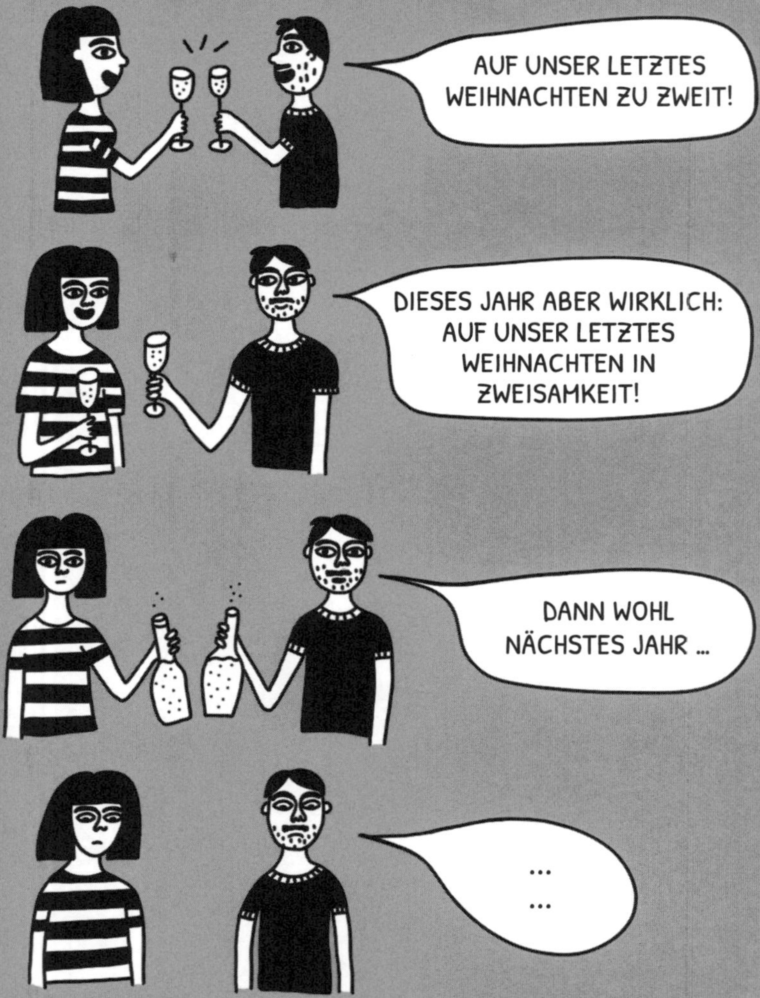
AUF UNSER LETZTES WEIHNACHTEN ZU ZWEIT!
DIESES JAHR ABER WIRKLICH: AUF UNSER LETZTES WEIHNACHTEN IN ZWEISAMKEIT!
DANN WOHL NÄCHSTES JAHR ...
...
...

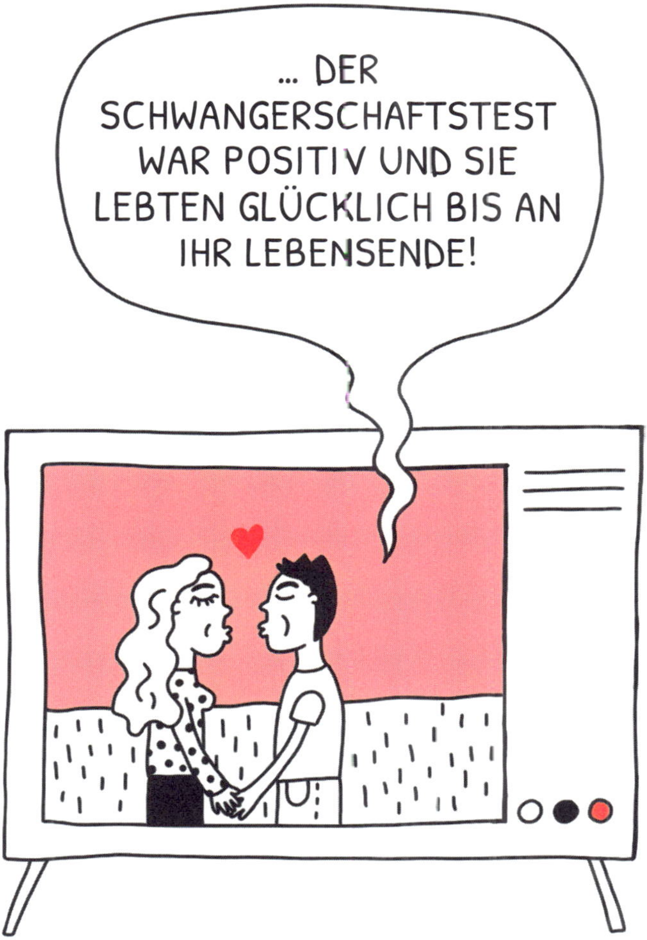
... DER SCHWANGERSCHAFTSTEST WAR POSITIV UND SIE LEBTEN GLÜCKLICH BIS AN IHR LEBENSENDE!

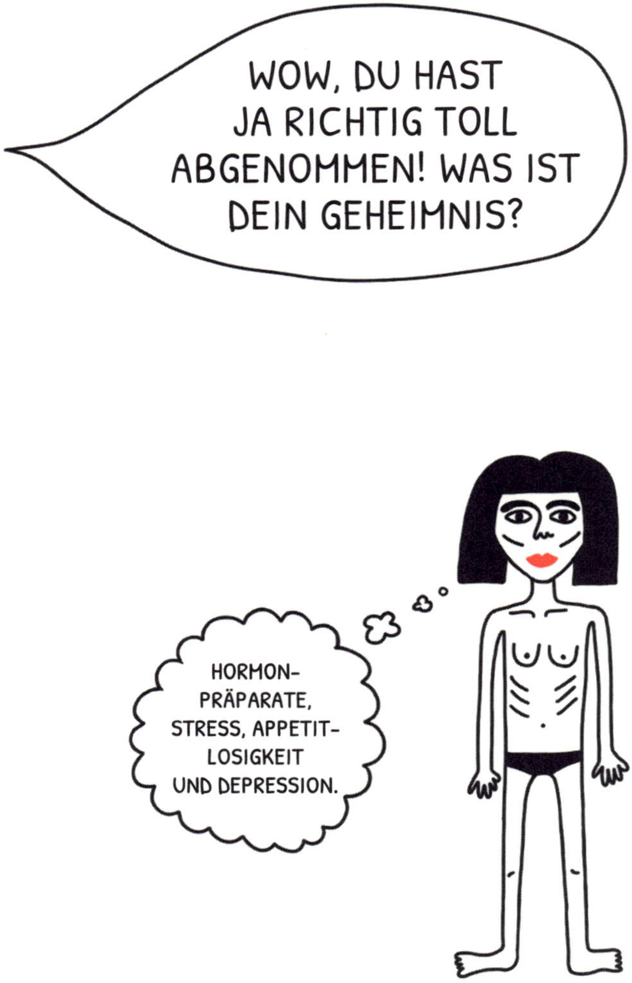
WOW, DU HAST JA RICHTIG TOLL ABGENOMMEN! WAS IST DEIN GEHEIMNIS?
HORMON-PRÄPARATE, STRESS, APPETIT-LOSIGKEIT UND DEPRESSION.

HAT DAS ALLES ÜBERHAUPT SINN?
WARUM SO VIEL ZEIT, GELD UND ENERGIE IN KÜNSTLICHE BEFRUCHTUNG INVESTIEREN, WENN DIE WELT ÜBERBEVÖLKERT IST UND ES SCHON SO VIELE KINDER GIBT, DIE KEINE FAMILIE HABEN?

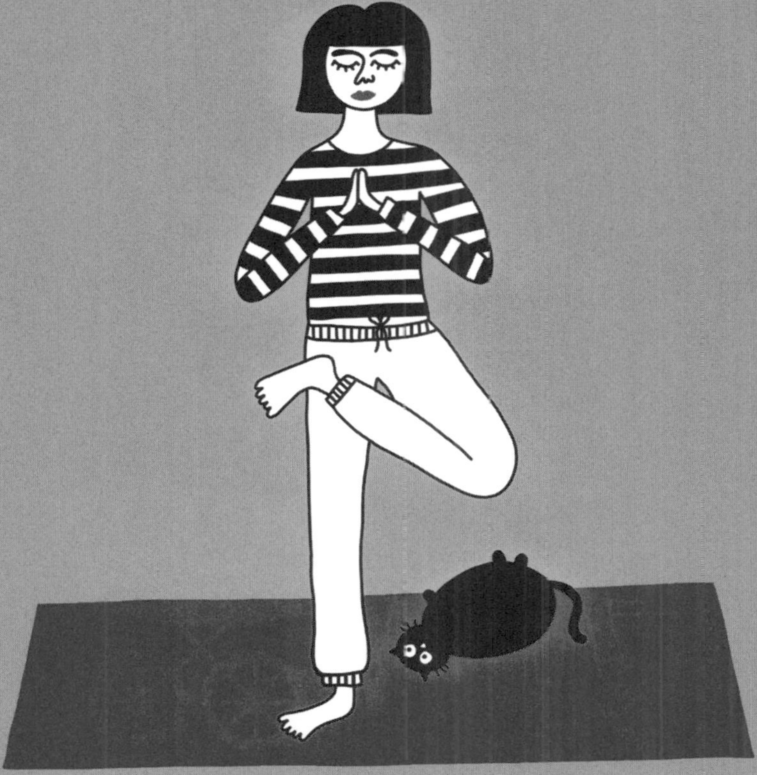

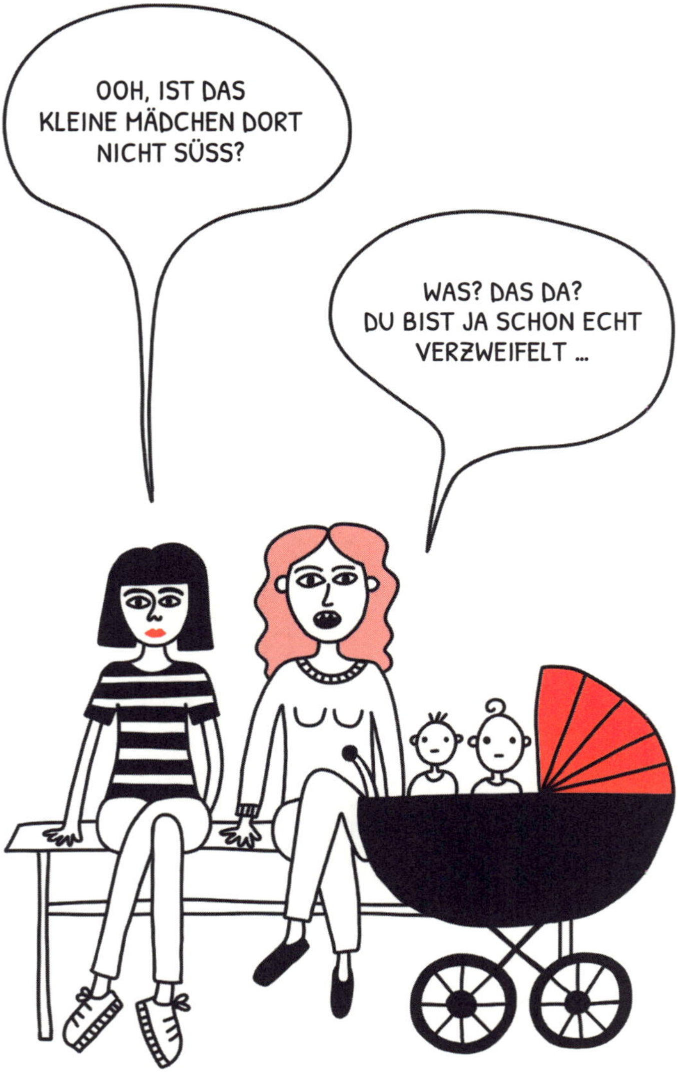
OOH, IST DAS KLEINE MÄDCHEN DORT NICHT SÜSS?
WAS? DAS DA? DU BIST JA SCHON ECHT VERZWEIFELT …

UNSER IMAGINÄRES KIND

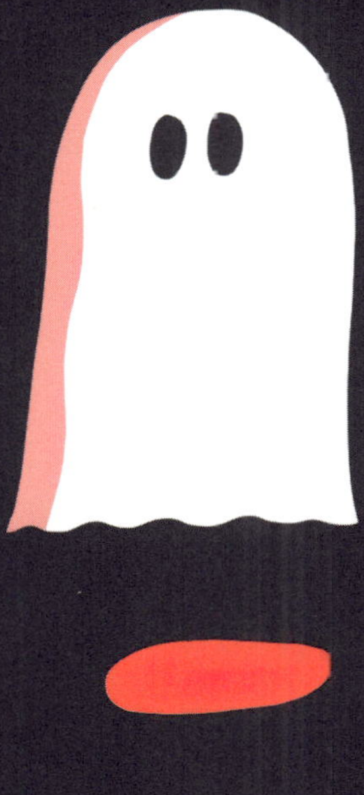

GEBURTSTAG: DIE ALLJÄHRLICHE ERINNERUNG DARAN, DASS ES WIEDER NICHT GEKLAPPT HAT UND DIE ERFOLGSWAHRSCHEINLICHKEIT JEDES JAHR SINKT.

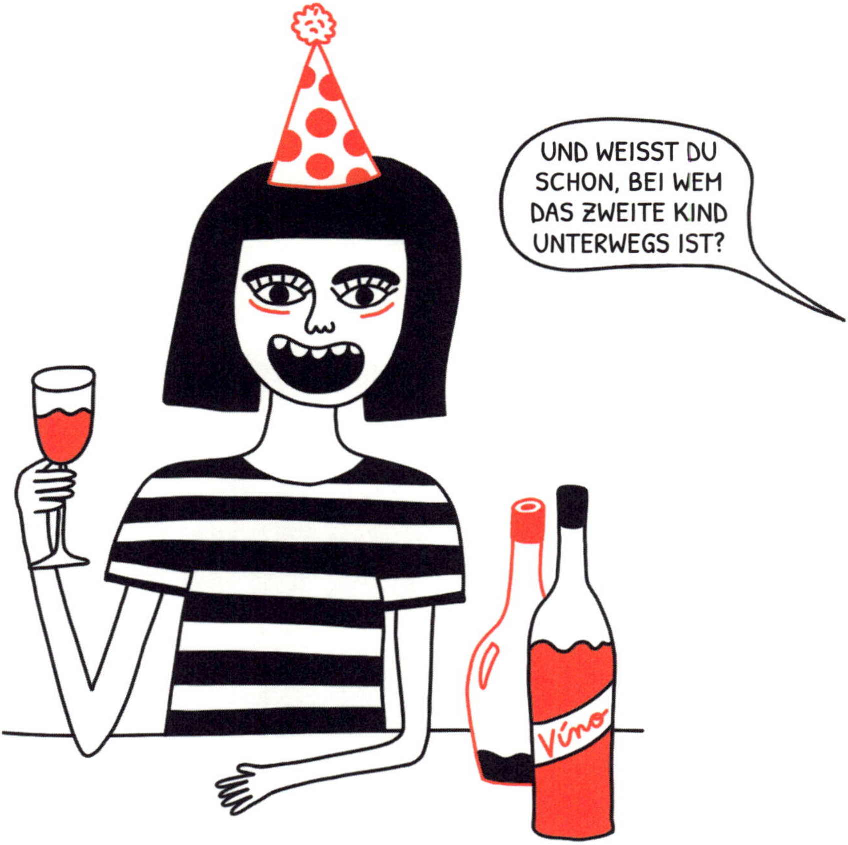
UND WEISST DU SCHON, BEI WEM DAS ZWEITE KIND UNTERWEGS IST?
Vino

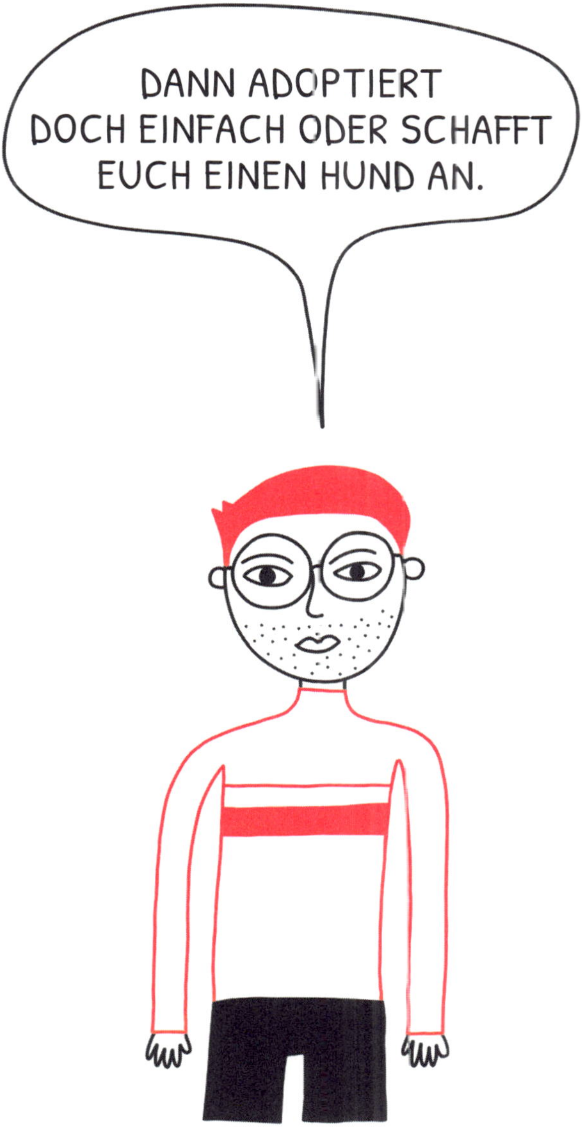
DANN ADOPTIERT DOCH EINFACH ODER SCHAFFT EUCH EINEN HUND AN.

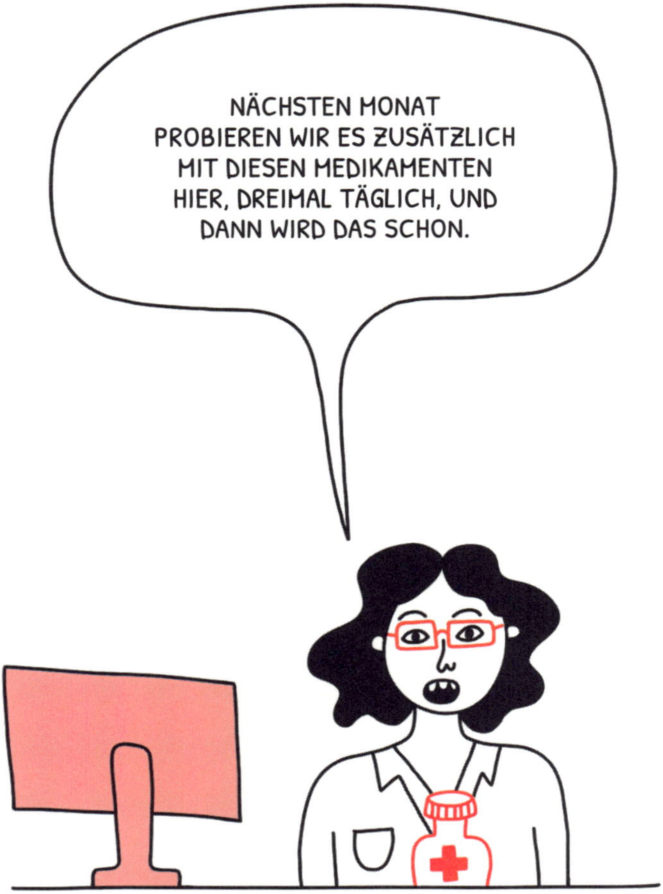
NÄCHSTEN MONAT PROBIEREN WIR ES ZUSÄTZLICH MIT DIESEN MEDIKAMENTEN HIER, DREIMAL TÄGLICH, UND DANN WIRD DAS SCHON.

LEBEN IN EINER BLASE

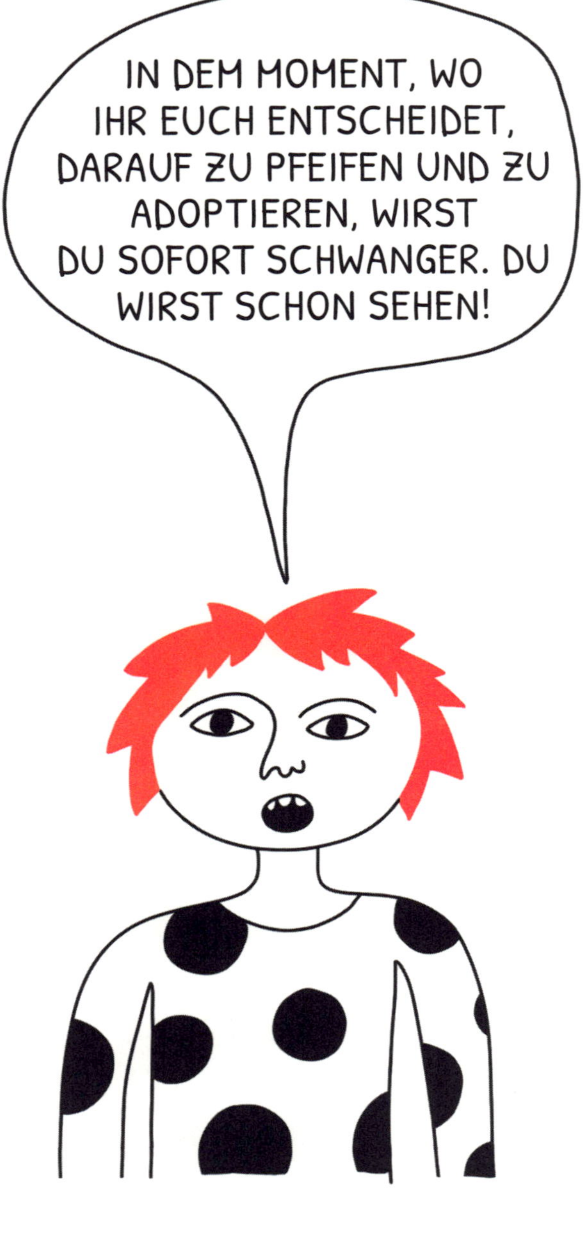
IN DEM MOMENT, WO IHR EUCH ENTSCHEIDET, DARAUF ZU PFEIFEN UND ZU ADOPTIEREN, WIRST DU SOFORT SCHWANGER. DU WIRST SCHON SEHEN!

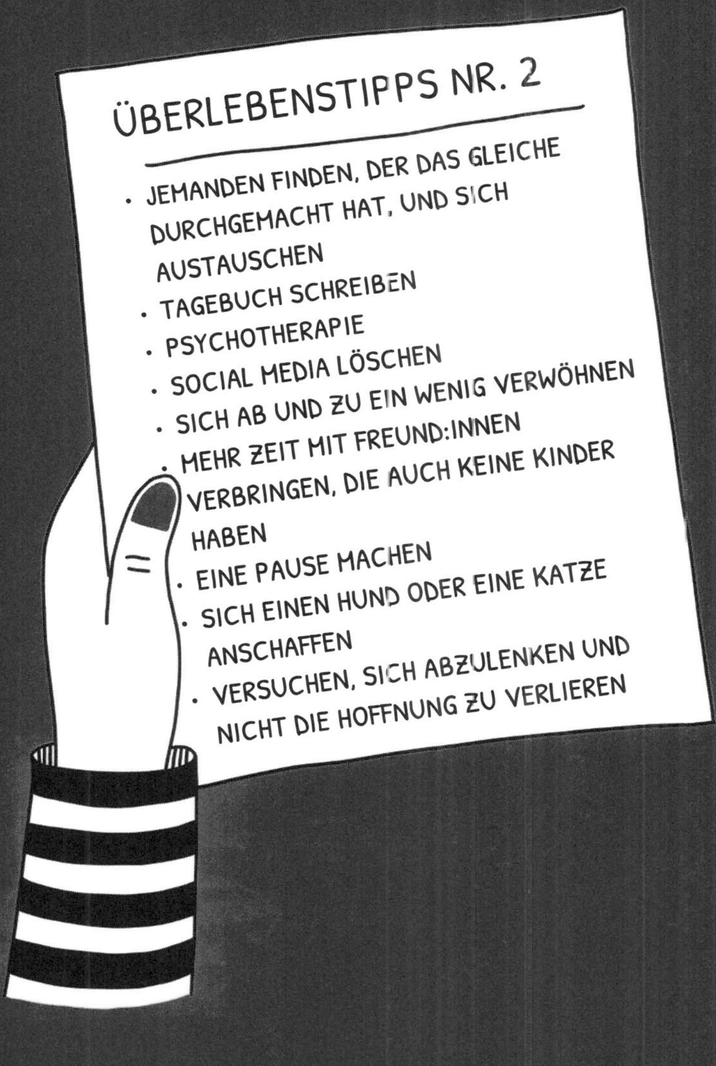
ÜBERLEBENSTIPPS NR. 2
· JEMANDEN FINDEN, DER DAS GLEICHE DURCHGEMACHT HAT, UND SICH AUSTAUSCHEN
· TAGEBUCH SCHREIBEN
· PSYCHOTHERAPIE
· SOCIAL MEDIA LÖSCHEN
· SICH AB UND ZU EIN WENIG VERWÖHNEN
· MEHR ZEIT MIT FREUND:INNEN VERBRINGEN, DIE AUCH KEINE KINDER HABEN
· EINE PAUSE MACHEN
· SICH EINEN HUND ODER EINE KATZE ANSCHAFFEN
· VERSUCHEN, SICH ABZULENKEN UND NICHT DIE HOFFNUNG ZU VERLIEREN

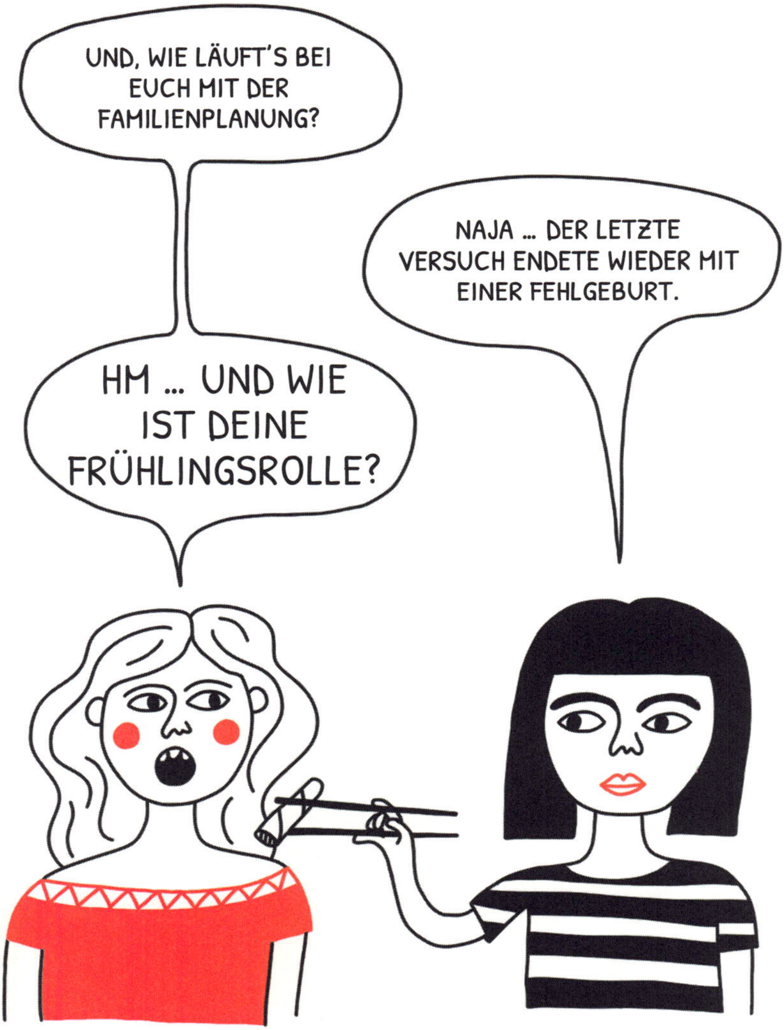
UND, WIE LÄUFT'S BEI EUCH MIT DER FAMILIENPLANUNG?
NAJA … DER LETZTE VERSUCH ENDETE WIEDER MIT EINER FEHLGEBURT.
HM … UND WIE IST DEINE FRÜHLINGSROLLE?

DIE HÜLLE MEINES FRÜHEREN ICHS

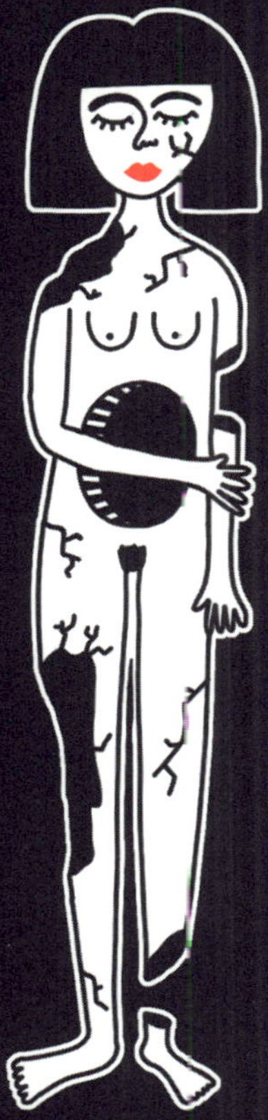

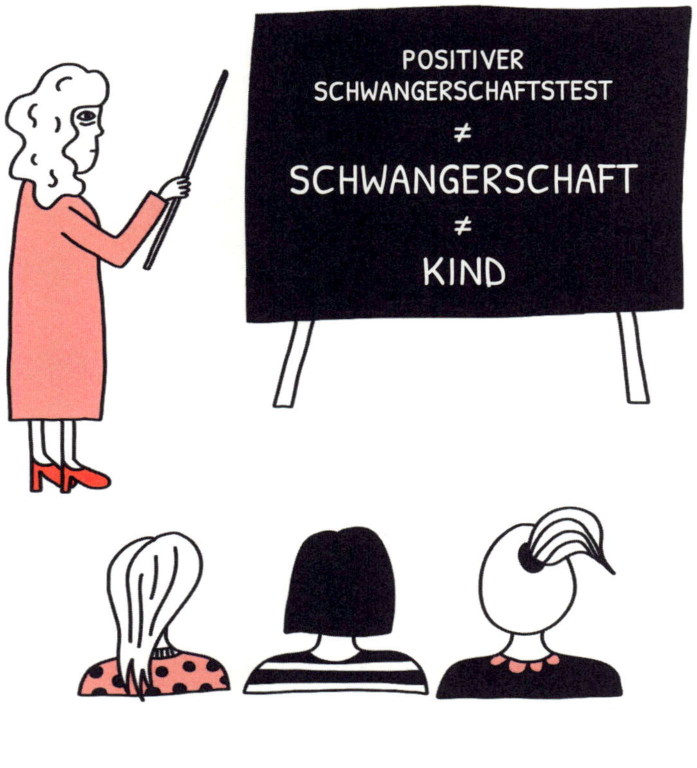

WOVOR UNS NIEMAND GEWARNT HAT.

MAN DARF NICHT VERGESSEN,
SICH ZU ENTSPANNEN UND SICH UM SEINEN
KÖRPER ZU KÜMMERN.

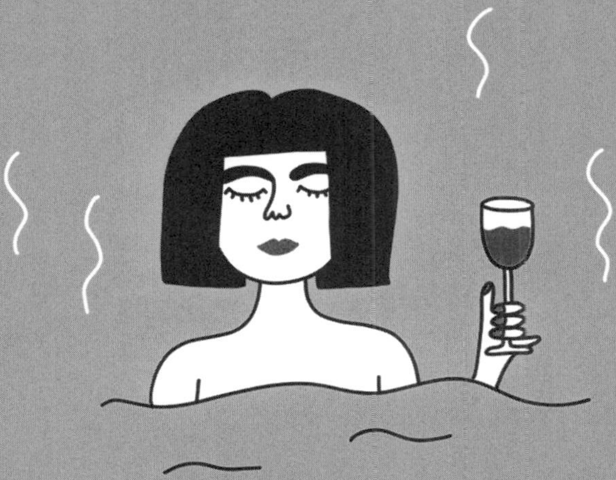

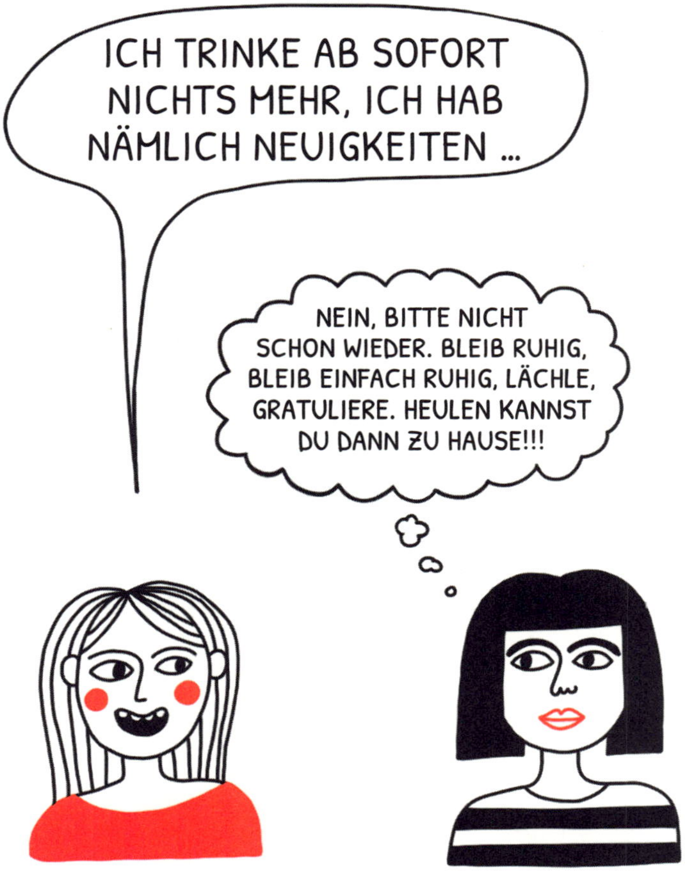
ICH TRINKE AB SOFORT NICHTS MEHR, ICH HAB NÄMLICH NEUIGKEITEN ...
NEIN, BITTE NICHT SCHON WIEDER. BLEIB RUHIG, BLEIB EINFACH RUHIG, LÄCHLE, GRATULIERE. HEULEN KANNST DU DANN ZU HAUSE!!!

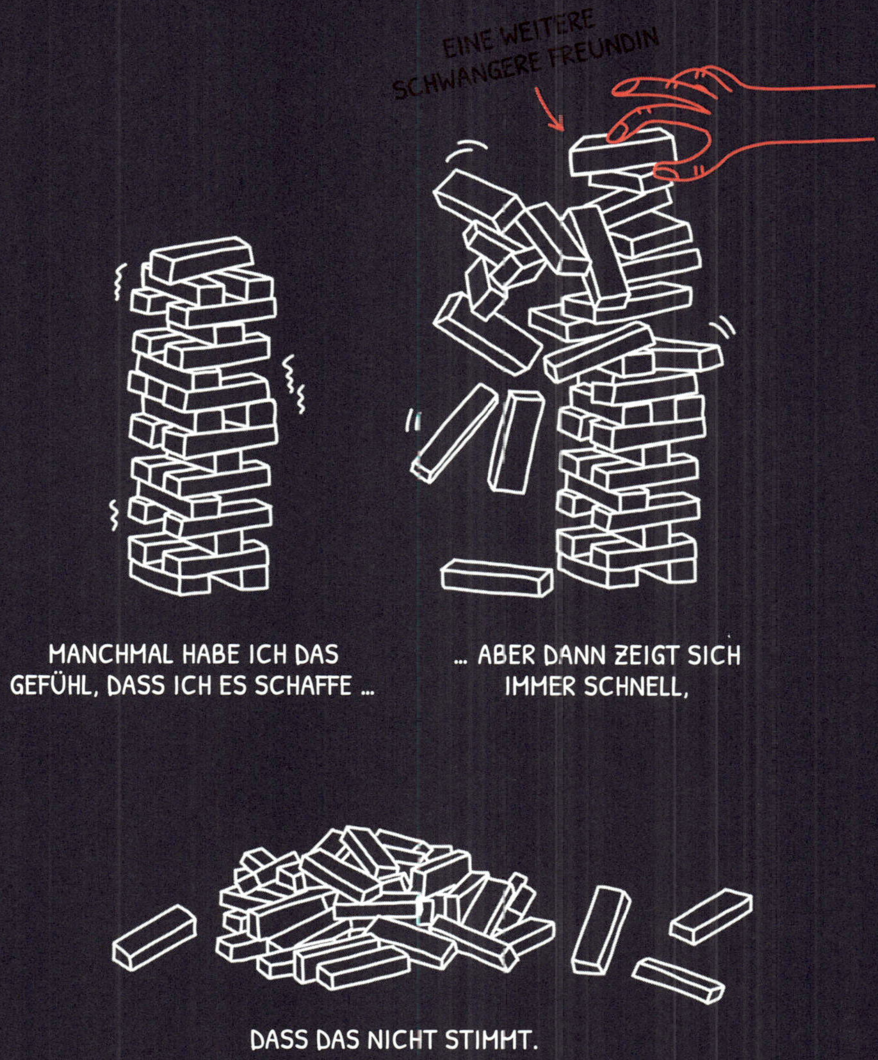
MANCHMAL HABE ICH DAS GEFÜHL, DASS ICH ES SCHAFFE …
EINE WEITERE SCHWANGERE FREUNDIN
… ABER DANN ZEIGT SICH IMMER SCHNELL,
DASS DAS NICHT STIMMT.

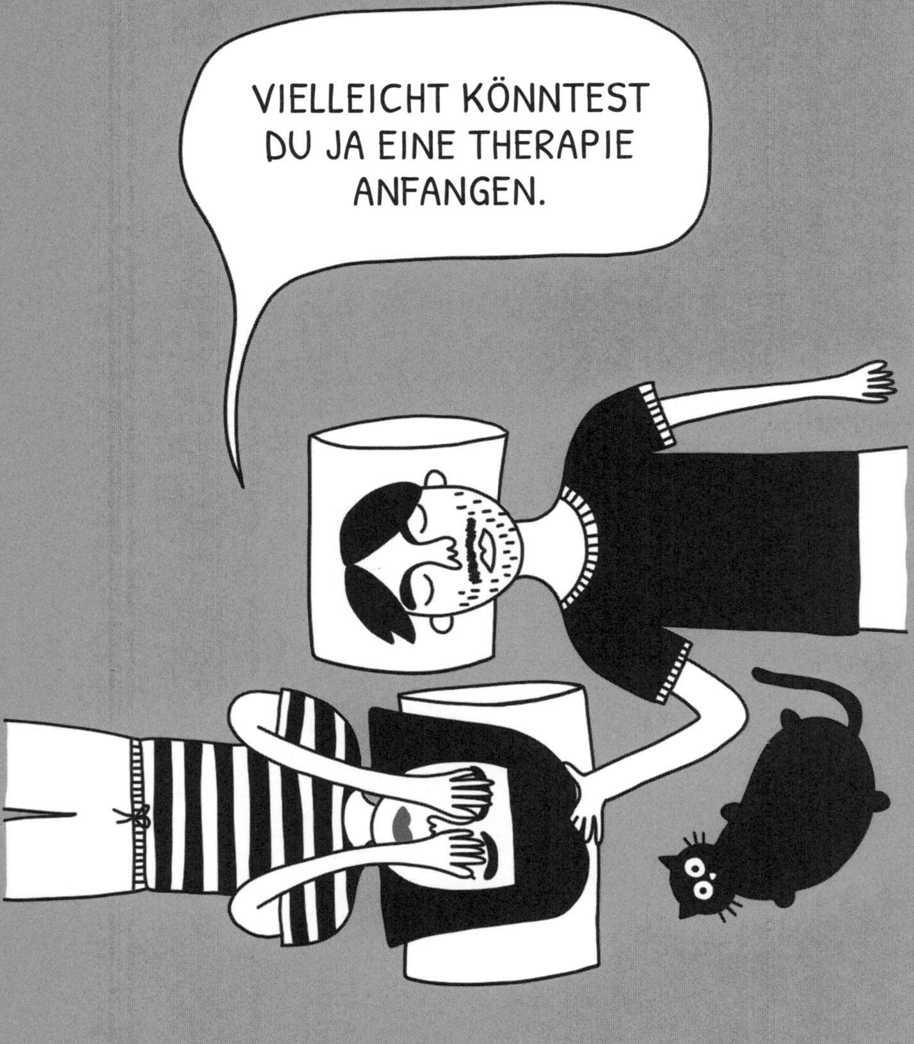
VIELLEICHT KÖNNTEST DU JA EINE THERAPIE ANFANGEN.

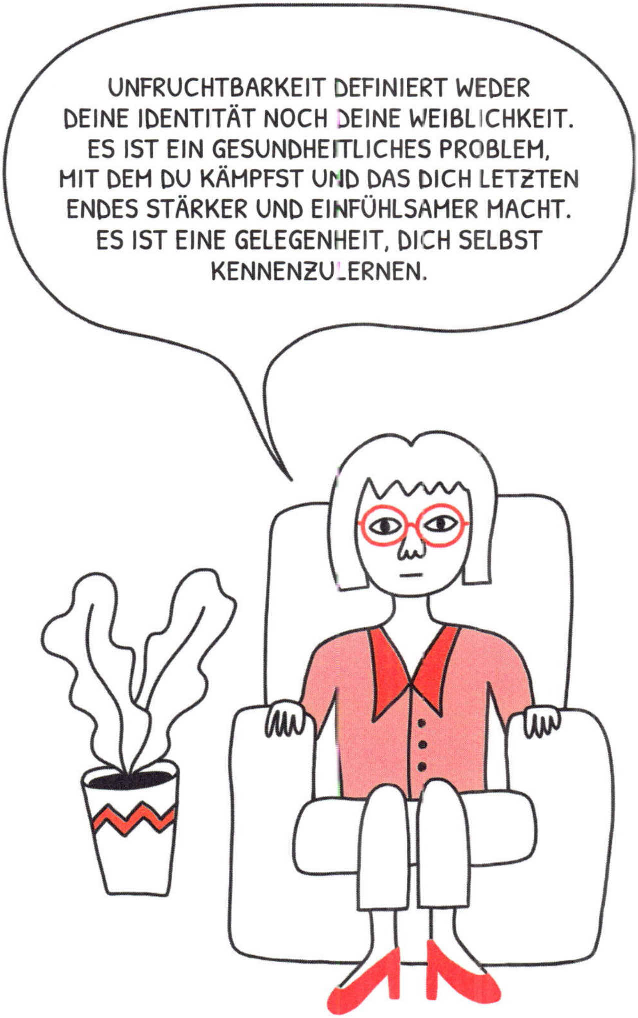
UNFRUCHTBARKEIT DEFINIERT WEDER DEINE IDENTITÄT NOCH DEINE WEIBLICHKEIT. ES IST EIN GESUNDHEITLICHES PROBLEM, MIT DEM DU KÄMPFST UND DAS DICH LETZTEN ENDES STÄRKER UND EINFÜHLSAMER MACHT. ES IST EINE GELEGENHEIT, DICH SELBST KENNENZULERNEN.

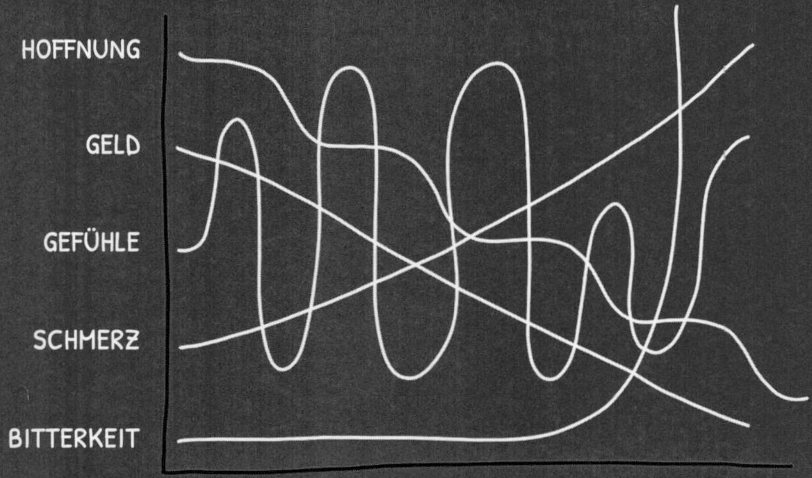

WIE DIE ZEIT VERGEHT ...

MANCHMAL MUSS MAN EINE PAUSE MACHEN,
INNEHALTEN, DURCHATMEN UND DARÜBER
NACHDENKEN, WIE ES WEITERGEHT ...

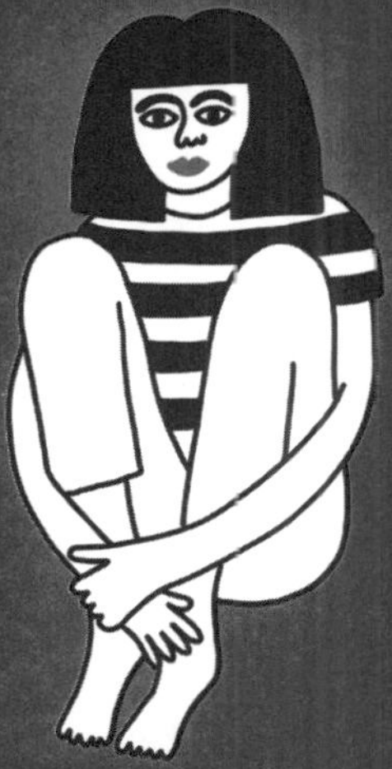

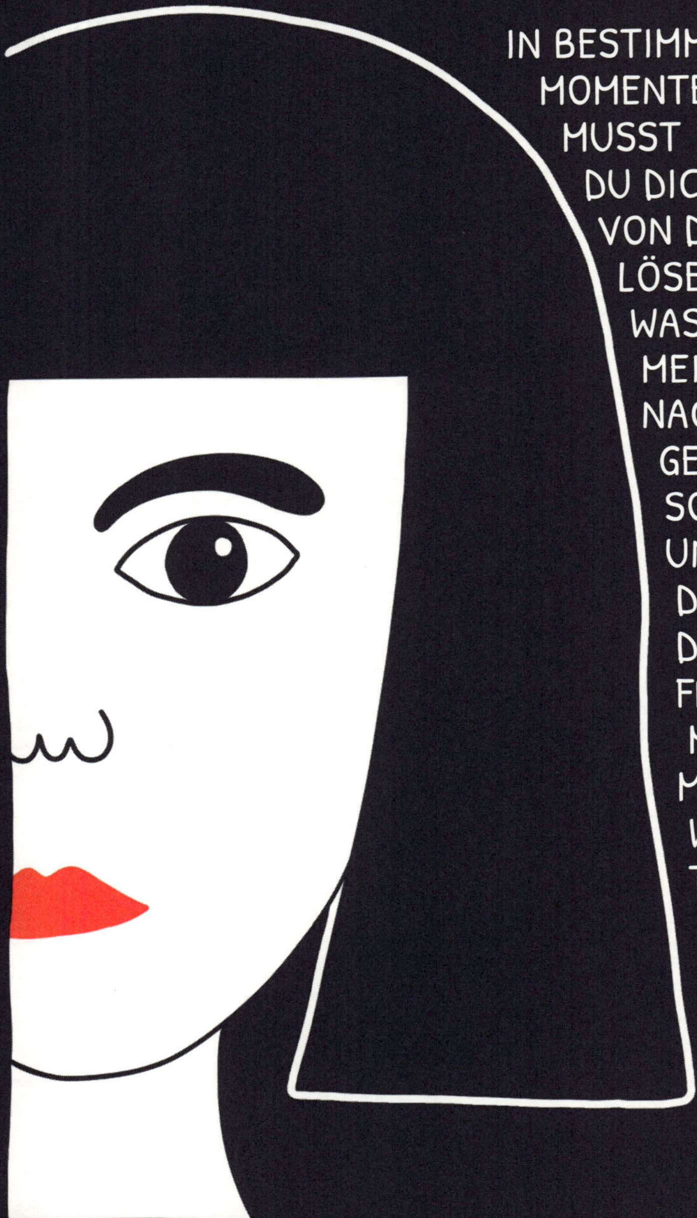

IN BESTIMMTEN
MOMENTEN
MUSST
DU DICH
VON DEM
LÖSEN,
WAS DEINER
MEINUNG
NACH
GESCHEHEN
SOLLTE.
UND
DU MUSST
DEINEN
FRIEDEN
MIT DEM
MACHEN,
WAS
TATSÄCHLIC
PASSIERT.

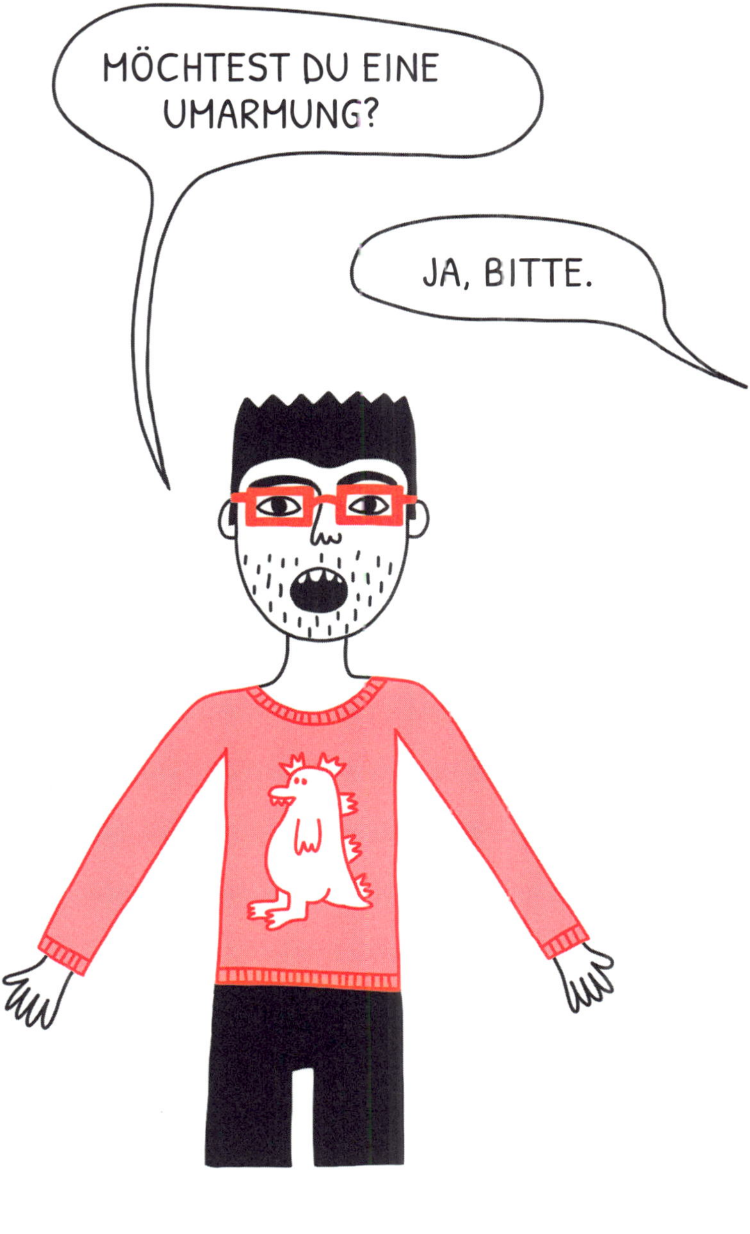
MÖCHTEST DU EINE UMARMUNG?
JA, BITTE.

ICH WEISS NICHT, WIE OFT
WIR ES NOCH VERSUCHEN SOLLEN,
BIS WIR AUFGEBEN.

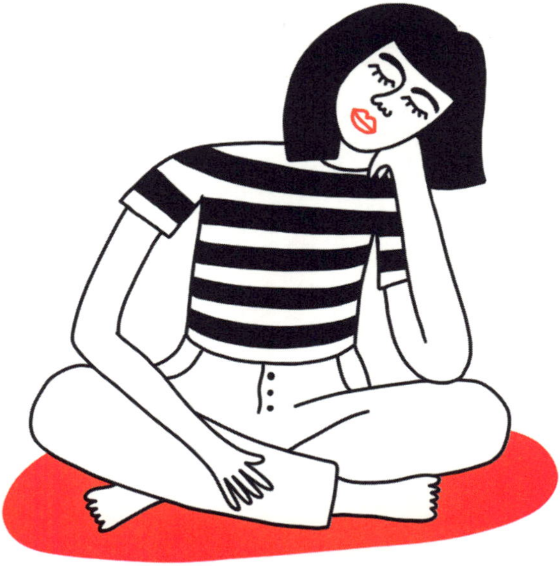

WAS, WENN ES BEI UNS NIE KLAPPT?
ES GIBT SO VIELE KINDER OHNE
ELTERN, DENEN WIR
HELFEN KÖNNTEN.

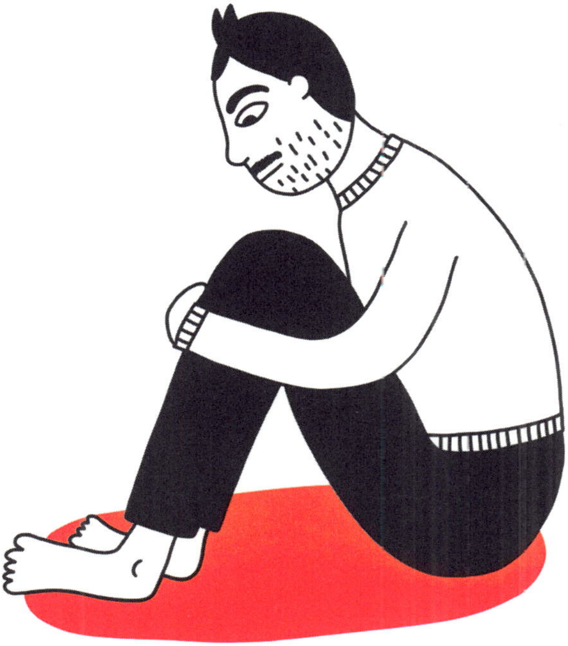

ES GIBT VIELE WEGE, WIE MAN EINE
EIGENE FAMILIE GRÜNDEN KANN.
VERSCHIEDENE GESCHICHTEN MIT
UNTERSCHIEDLICHEM ENDE.
ABER IRGENDWIE GEHT ES …

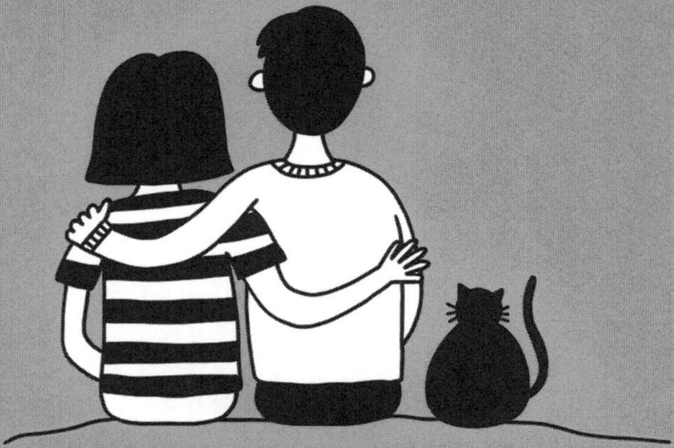

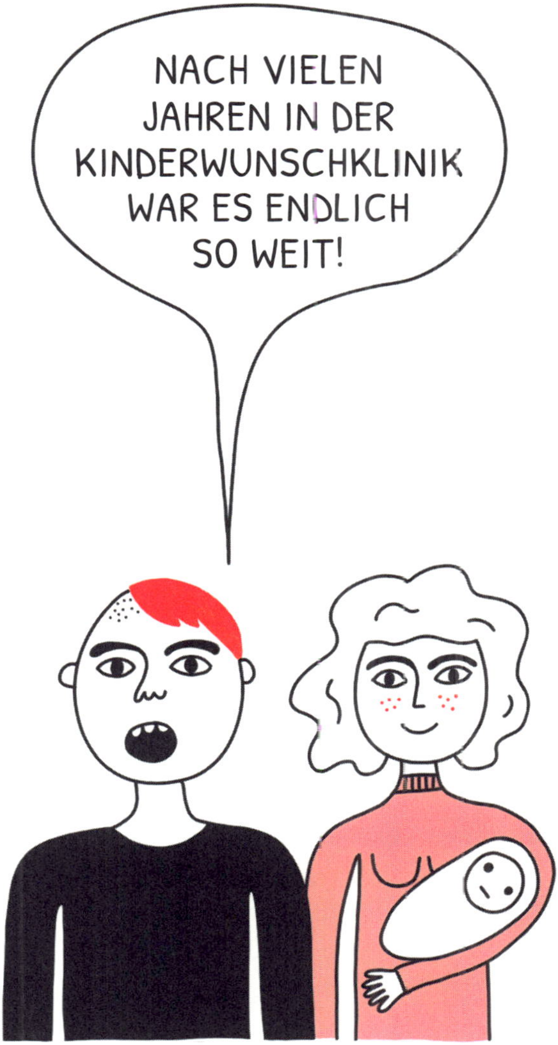
NACH VIELEN JAHREN IN DER KINDERWUNSCHKLINIK WAR ES ENDLICH SO WEIT!

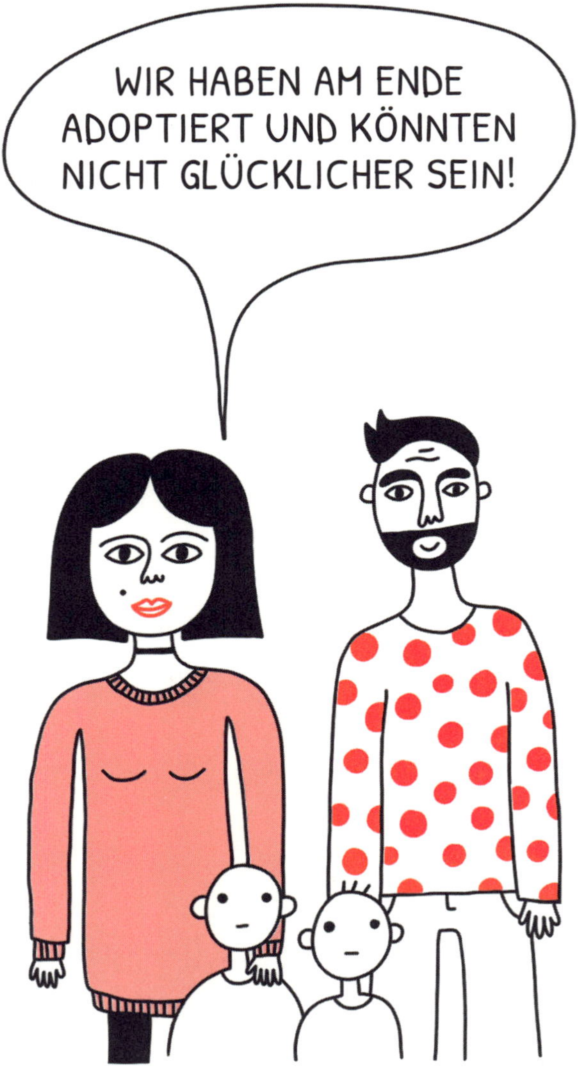
WIR HABEN AM ENDE ADOPTIERT UND KÖNNTEN NICHT GLÜCKLICHER SEIN!

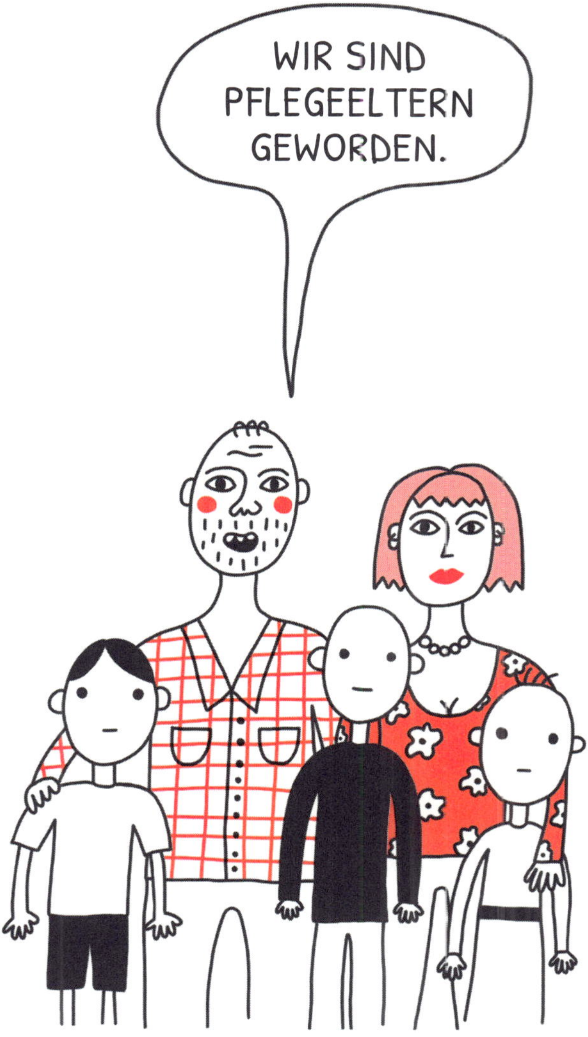
WIR SIND PFLEGEELTERN GEWORDEN.

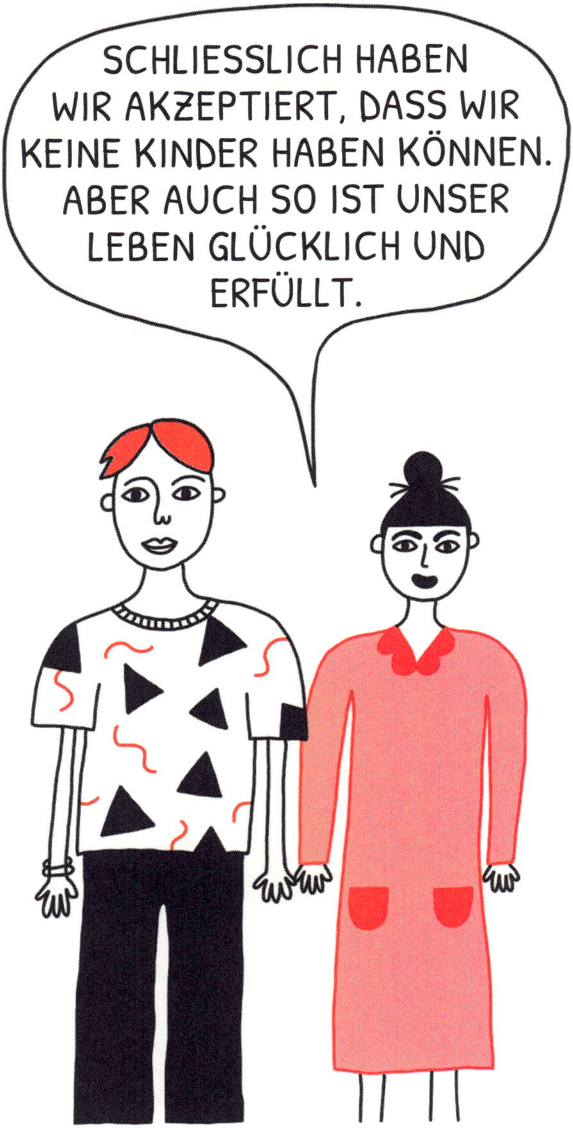
SCHLIESSLICH HABEN WIR AKZEPTIERT, DASS WIR KEINE KINDER HABEN KÖNNEN. ABER AUCH SO IST UNSER LEBEN GLÜCKLICH UND ERFÜLLT.

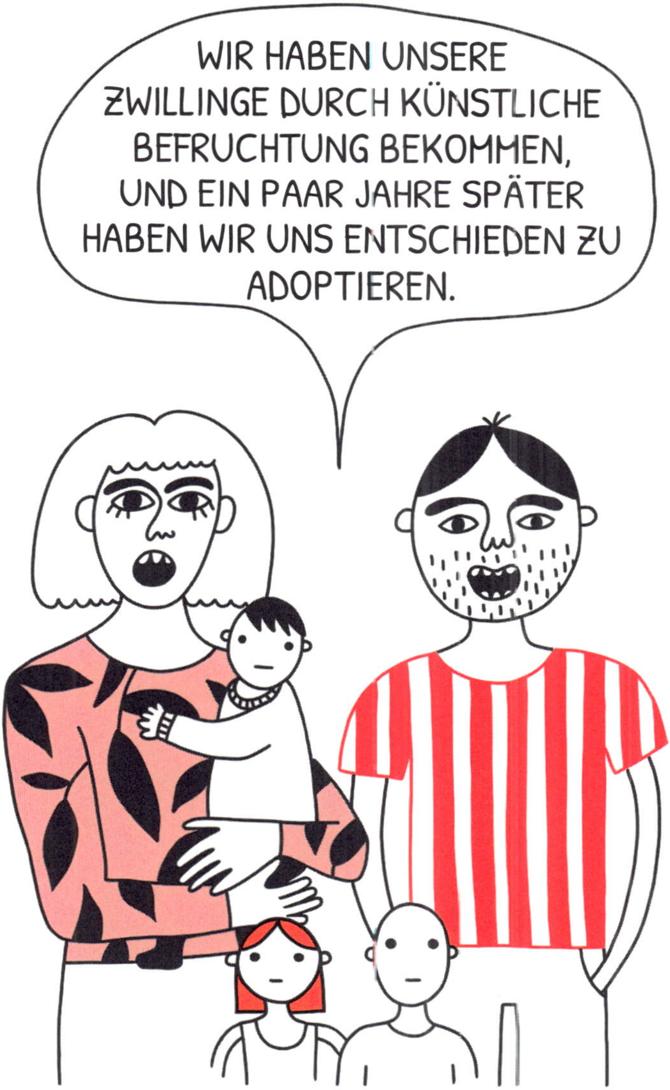
WIR HABEN UNSERE ZWILLINGE DURCH KÜNSTLICHE BEFRUCHTUNG BEKOMMEN, UND EIN PAAR JAHRE SPÄTER HABEN WIR UNS ENTSCHIEDEN ZU ADOPTIEREN.

EIN NEUER ANFANG

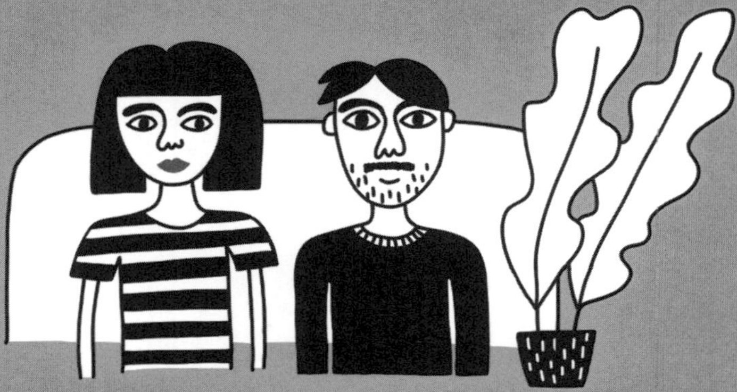

UND WAS IST DEINE GESCHICHTE?

UND WENN ES NACH VIELEN JAHREN ENDLICH KLAPPT …

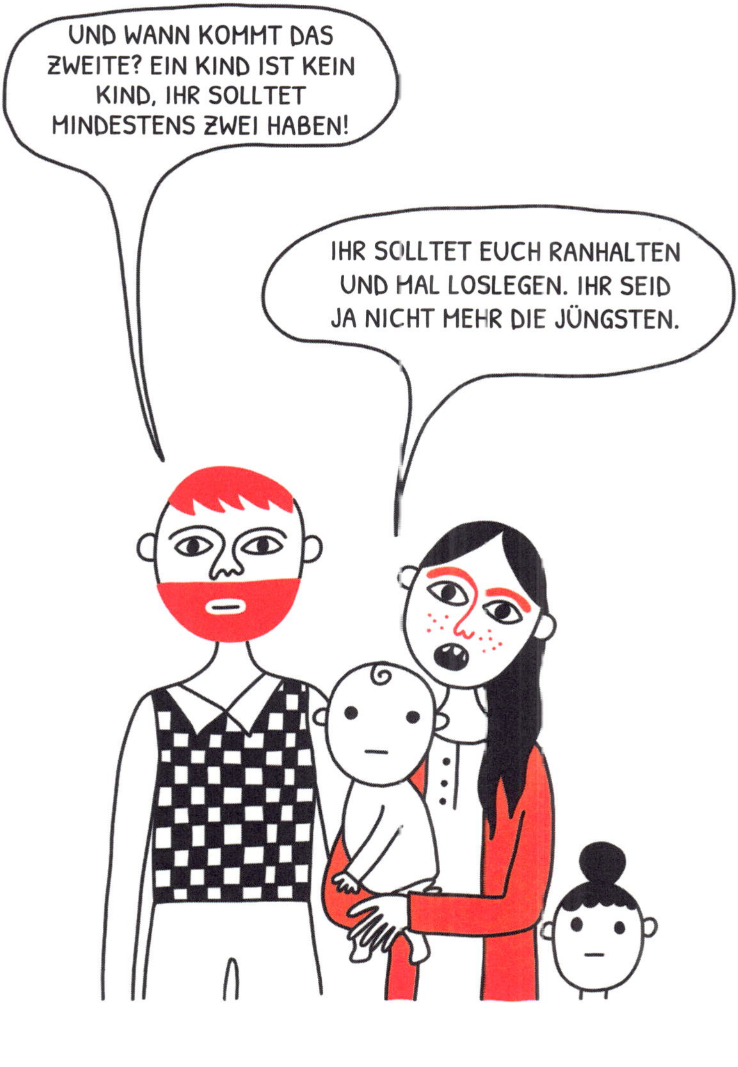
UND WANN KOMMT DAS ZWEITE? EIN KIND IST KEIN KIND, IHR SOLLTET MINDESTENS ZWEI HABEN!
IHR SOLLTET EUCH RANHALTEN UND MAL LOSLEGEN. IHR SEID JA NICHT MEHR DIE JÜNGSTEN.

JORDI
MEINE ELTERN
BRUFFY
VLASTIČKA
CHIKAKO
MOEKO
MARKÉTA
HONZA
ADAM
JOACHIM
UND
MOMO

ICH DANKE EUCH FÜR ALL EURE
UNTERSTÜTZUNG UND HILFE!

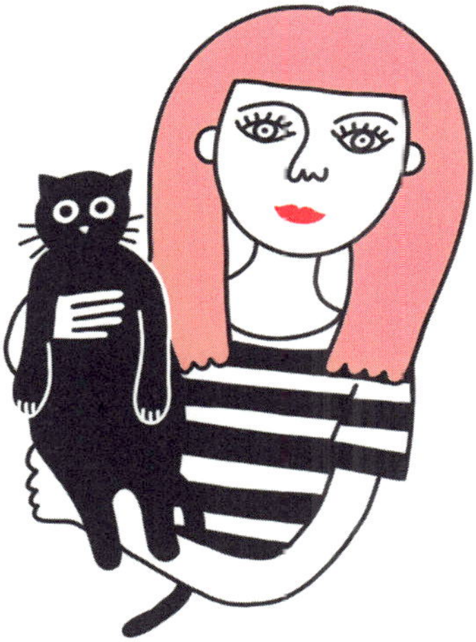

MONIKA BAUDIŠOVÁ (GEB. 1989 IN PRAG) IST GRAFIKDESIGNERIN UND STUDIERTE IN DÄNEMARK UND SPANIEN. GEMEINSAM MIT JORDI TRILLA BILDET SIE DAS TSCHECHISCH-KATALANISCHE KREATIV-DUO PINKPILL DESIGN UND BEIDE PENDELN ZWISCHEN PRAG UND BARCELONA. NEBEN GRAFIKDESIGN BESCHÄFTIGEN SIE SICH MIT ILLUSTRATION, ANIMATION UND EIGENEN ARBEITEN. SIE HABEN BEREITS EIN ILLUSTRIERTES BUCH ÜBER JAPAN MIT DEM TITEL »PIKUNIKKU« VERFASST, DAS VOM JAPANISCHEN PICKNICK HANDELT UND 2017 IM LABYRINT VERLAG ERSCHIENEN IST. SEITDEM WURDE ES INS FRANZÖSISCHE, SPANISCHE UND KATALANISCHE ÜBERSETZT.

ORIGINALTITEL: »BEZDĚTNÁ«, MONIKA BAUDIŠOVÁ
(LABYRINT, PRAG, TSCHECHIEN, 2020) IN ZUSAMMENARBEIT MIT
JORDI TRILLA CLOT
©2025 BY KOMMODE VERLAG, ZÜRICH
1. AUFLAGE

ÜBERSETZUNG: KRISTIN ALTMANN
LEKTORAT: GABRIELLA GAVA
KORREKTORAT: PATRICK SCHÄR / TORAT.CH
SATZ: ANNEKA BEATTY
DRUCK: FINIDR

ISBN 978-3-905574-48-7

VERLAG:
KOMMODE VERLAG, STAMPFENBACHSTRASSE 32, CH-8006 ZÜRICH
+41 79 246 59 14
PRODUKTSICHERHEIT@KOMMODE-VERLAG.CH
WWW.KOMMODE-VERLAG.CH/PRODUKTSICHERHEIT

PRODUKTSICHERHEIT:
VERANTWORTLICHE PERSON GEMÄSS EU-VERORDNUNG
2023/988 (GPSR):
GVA GEMEINSAME VERLAGSAUSLIEFERUNG GÖTTINGEN GMBH & CO. KG
POSTFACH 2021
D-37010 GÖTTINGEN
+49 551 384 200 0
INFO@GVA-VERLAGE.DE

DIE DEUTSCHSPRACHIGE AUSGABE DIESES BUCHES WURDE VOM
MINISTERIUM FÜR KULTUR DER TSCHECHISCHEN REPUBLIK GEFÖRDERT.

MINISTRY OF CULTURE
CZECH REPUBLIC